Dilkhumor Kuranbayeva

Análise comparativa dos métodos de tratamento da má oclusão de Classe II

Dilkhumor Kuranbayeva

Análise comparativa dos métodos de tratamento da má oclusão de Classe II

A monografia descreve os métodos e resultados do diagnóstico e tratamento da mordedura distal em crianças

ScienciaScripts

Cover image: www.ingimage.com

This book is a translation from the original published under ISBN 978-3-659-77076-0.

Publisher:
Sciencia Scripts
is a trademark of
Dodo Books Indian Ocean Ltd. and OmniScriptum S.R.L publishing group

120 High Road, East Finchley, London, N2 9ED, United Kingdom
Str. Armeneasca 28/1, office 1, Chisinau MD-2012, Republic of Moldova, Europe
Printed at: see last page
ISBN: 978-620-8-35744-3

Instituição principal: Academia Médica de Tashkent

Criador: Departamento de Cirurgia Maxilofacial e Medicina Dentária do TTA

ORGANIZADOR:

Kuranbayeva D.G. Assistente do departamento "Cirurgia maxilo-facial e odontologia" TTA

REVISORES:

Boymurodov SH.A. TTA, Otorrinolaringologia e Medicina Dentária

Professor do departamento, doutor

de ciências médicas

Normurodov B.K. TTA, Otorrinolaringologia e Medicina Dentária

professor sénior do departamento,

Doutoramento

Esta monografia destina-se a dentistas, ortodontistas, estudantes de mestrado e de residência clínica em ortodontia. A monografia descreve os métodos e resultados do diagnóstico e tratamento da mordida distal em crianças durante o período de troca de pricus. Além disso, são destacados os métodos modernos de diagnóstico e a análise estatística do pricus distal, e é avaliada uma análise comparativa das placas e dos modernos tampões myobrais calculados a partir de métodos anteriores de tratamento, é proposto um método de prevenção da origem do pricus distal e de previsão dos factores de risco, a manifestação do pricus distal é precoce Recomenda-se o desenvolvimento e a melhoria do algoritmo de verificação e diagnóstico.

LISTA DE ABREVIATURAS

GI - hygienic index

U/J - upper jaw

L/J - lower jaw

DFS - dentofacial system

DFA - dental anomaly

OKC - occlusion

SD - secondary deformation

CDM - control and diagnostic model

OPTG - orthopantomogram

DOZR - distal occlusion of the dentition

DAE - dentoalveolar elongation

PMA - papillary-marginal-alveolar index

MFLO - maxillofacial region

TMJ - temporomandibular joint

TRG - teleradiography

IOTN - index of need for orthodontic treatment

IFM - facial morphological index

Md - mesiodistal size

A RELEVÂNCIA DA INVESTIGAÇÃO

A mordida distal é um dos tipos mais comuns de anomalias do sistema dentário, em que as alterações morfológicas são acompanhadas por vários tipos de alterações funcionais.

A variedade de manifestações clínicas da oclusão distal no sistema dentário formado, agravada pela perda frequente dos primeiros molares ou pela rutura da sua superfície oclusal, causa dificuldades tanto no diagnóstico como no tratamento. A análise dos trabalhos de Engle (1913), L.I. Ilyina-Markosyan (1951), L.A. Kalvelis (1964), A.I. Betelman (1965), F.Ya. Khoroshilkina (1970), H.A. Kalamkarov (1975), B.I. Gavrilova (1983), Yu.S. Shcherbakova (1987), L.S. Persina (1968) revelaram inconsistência de pontos de vista sobre a definição deste tipo de anomalia e a falta de uma abordagem direcionada na determinação das indicações para vários métodos de tratamento de pacientes com uma mordida distal, especialmente com um sistema dentário formado.

As caraterísticas estruturais da parte facial do crânio em oclusão distal com retrusão dos incisivos superiores estão reflectidas nos trabalhos de muitos cientistas (F.Ya. Khoroshilkina 1985, 1987. 1990, 1993; D.M. Zalygina 1985, 1990; E.N. Ruleva 1986; L.S. Persina 1988, 1990; Y.V. Tokarevich 1986; T.W. Graber 1982, 1985, 1987; D. Wood siele 1986, 1990; R. Frankel 1987; J.McMamara 1986, 1990; D.Foerlh, J.Payne 1989 e etc.). A gravidade dos distúrbios morfológicos e funcionais na área dentofacial, de acordo com F.Ya. Khoroshilkina 1982, 1987; Yu.K. Petrova 1986; I.V. Tokarevich 1986; M. El Suleiman 1991; A. Bjork. 1969, 1978, 1983, etc. afecta a direção principal do crescimento da mandíbula. É importante tê-la em conta no diagnóstico, tratamento e previsão dos resultados a longo prazo do tratamento desta má oclusão.

A sobremordida distal é um tipo de oclusão em que os dentes do maxilar superior estão numa posição posterior em relação aos dentes do maxilar inferior. Como resultado, os dentes superiores sobrepõem-se aos dentes inferiores na parte de trás.

Uma mordida distal pode ser herdada dos pais ou desenvolver-se como resultado de um desenvolvimento anormal da região maxilofacial. Pode levar a uma variedade de problemas, tais como dificuldade em mastigar e engolir, deformidades faciais e um risco acrescido de doenças gengivais e dentárias.

O tratamento da má oclusão distal pode incluir a utilização de aparelhos, aparelhos de contenção, elásticos e outros aparelhos ortodônticos. Em alguns casos, pode ser necessária cirurgia para corrigir um maxilar saliente.

É importante consultar um ortodontista para o diagnóstico e planeamento do tratamento da má oclusão distal, uma vez que só um especialista pode determinar a melhor abordagem de tratamento para cada caso individual.

Apesar de numerosos estudos sobre a oclusão distal com retrusão ou protrusão dos incisivos superiores, a questão das violações da estrutura da parte facial do crânio na direção vertical não foi suficientemente estudada.

Existem poucos trabalhos dedicados ao estudo do perfil dos tecidos moles da face em condições normais e em várias más oclusões (V.A. Pereverzev 1975, 1979; R-Vloldawcy 1984; S.Nanda 1990; T. Tteefi 1980; C.Steiner 1967, etc.), assim como a espessura dos tecidos moles da face, a localização e o tamanho dos lábios superior e inferior em oclusão distal com protrusão ou retrusão dos incisivos superiores. Não há informações sobre mudanças nos parâmetros acima após o tratamento ortodôntico. A literatura estrangeira apresenta vários métodos de análise do perfil dos tecidos moles dos lábios, mas são pouco informativos, não são adequados para um estudo pormenorizado do perfil facial e não permitem esclarecer a localização de distúrbios estéticos.

Cerca de 32% das pessoas com má oclusão são classificadas como Classe II. Uma relação molar de Classe II ocorre quando a mandíbula está posicionada retrognatissimamente em relação à maxila. As relações inter-alveolares de Classe II dividem-se em duas divisões. A Classe II, Divisão 1 é quando os incisivos superiores se projetam para a frente com uma protrusão excessiva e uma

sobremordida profunda. A arcada maxilar é frequentemente em forma de V, estreita nos dentes caninos e larga entre as áreas molares.
Os doentes com uma relação molar de classe II, 1ª divisão, têm um lábio superior mais curto e muitas vezes não conseguem fechar o lábio anterior. A Classe II, divisão 2 é quando os incisivos centrais superiores estão inclinados palatalmente e podem ser sobrepostos pelos incisivos laterais superiores. Uma mordida profunda e uma arcada maxilar larga definem a classe II, divisão II. Existe um selamento normal do lábio superior e um sulco mental profundo. Ao contrário da primeira secção, a segunda secção tem um maxilar inferior de tamanho normal. [2,7]
J. O estudo de Taiba mostra o tratamento ortodôntico com alinhadores transparentes num paciente com uma má oclusão de classe II associada a uma mordida profunda. A utilização de alinhadores, juntamente com acessórios e encaixes adequados, é um método eficaz para resolver problemas ortodônticos, como a classe II, complicada por mordidas profundas, num período de tempo razoável. Para além disso, os alinhadores transparentes proporcionam menos dor, melhor higiene oral e maior estética, comparável à dos aparelhos ortodônticos fixos convencionais[3,6,14].
Am J Orthod, Forsus e MARA, em combinação com aparelhos fixos, têm demonstrado corrigir eficazmente as más oclusões de classe II, principalmente devido a alterações dentoalveolares e limitação do crescimento maxilar. [4,8,15]

Para o tratamento da mordida profunda distal com retrusão dos incisivos superiores, foram propostos vários aparelhos ortodônticos, mas não foi dada atenção suficiente às suas caraterísticas de desenho, que garantem uma alteração na direção principal do crescimento dos maxilares, incluindo no crescimento horizontal - rotação posterior dos maxilares.

As questões do tratamento da oclusão distal com retrusão dos incisivos superiores ainda não foram suficientemente estudadas, tendo em conta a informação moderna sobre a morfologia, a biomecânica do sistema dentário, a cinemática do maxilar inferior, bem como a análise das alterações do perfil dos tecidos moles da face conseguidas como resultado do tratamento ortodôntico.

Muitas questões relativas ao diagnóstico e tratamento da oclusão distal da dentição permanecem em aberto. As indicações para o uso dos aparelhos e o momento do tratamento não foram determinados em função da idade do paciente e da forma da anomalia. Não existe um algoritmo para o diagnóstico e tratamento da oclusão distal em pacientes que utilizam aparelhos ortodônticos fixos e removíveis. A questão da contenção ainda é pouco estudada. Não há informações sobre a duração do período de contenção e os dispositivos de contenção utilizados.

Objetivo do estudo: Melhorar os métodos de diagnóstico e tratamento ortodôntico de crianças no período de troca de dentes com oclusão distal (Classe II, Subclasse II), garantindo a obtenção de resultados anatómicos e estéticos óptimos.

Foram definidos os seguintes objectivos de investigação:

1. Avaliar o estado anatómico e funcional do sistema dentofacial em crianças com dentes substituíveis com uma mordida distal (subclasse II da classe P).

2. Determinar as indicações para o uso de aparelhos fixos e removíveis no tratamento da oclusão distal.

3. Desenvolver um algoritmo para o tratamento de crianças com dentição mista com oclusão distal e retrusão dos dentes anteriores utilizando elastoposicionadores selecionados individualmente.

4. Avaliar os resultados imediatos e a longo prazo do tratamento de crianças no período de troca de dentes com oclusão distal.

Novidade científica

-alterações anatómicas e funcionais cientificamente comprovadas na oclusão distal (Classe II, Subclasse II) em crianças durante o período de troca de dentes.

- Os teleroentgenogramas da cabeça forneceram uma base teórica para determinar as tácticas do tratamento ortodôntico da oclusão detalhada com retrusão dos incisivos superiores, tendo em conta a direção principal do crescimento da mandíbula.

-Foram determinadas as indicações para o uso de aparelhos ortodônticos fixos e removíveis no tratamento da oclusão distal em crianças durante o período de troca de dentes.

-Foi desenvolvido um algoritmo para o tratamento complexo de crianças com oclusão distal com retrusão dos dentes anteriores durante o período da dentição mista, utilizando elastoposicionadores.

-As recomendações para o tratamento ortodôntico destes pacientes são cientificamente fundamentadas, tendo em conta a fase de formação do sistema dentoalveolar no complexo de tratamento e medidas preventivas.

Os resultados práticos do estudo são os seguintes: os dispositivos de diagnóstico e tratamento propostos permitiram um diagnóstico e um tratamento ortodôntico precoces, que ajudaram a reduzir as consequências graves da má oclusão e a restaurar a eficiência funcional da articulação da mandíbula;

A fiabilidade dos resultados da investigação é confirmada pela utilização de métodos clínicos, funcionais, antropométricos, radiológicos e estatísticos modernos e complementares na investigação, bem como por um número suficiente de doentes examinados, um conjunto razoável de métodos de análise estatística e a sua correta aplicação.

Importância científica e prática dos resultados da investigação.

O significado científico do trabalho reside no desenvolvimento de investigação científica para determinar a avaliação clínica e funcional das anomalias da classe II da subclasse II em crianças com dentição mista, que se caracterizam por melhorar as bases metodológicas da investigação científica sobre este tema. A eficácia de uma abordagem integrada para a prevenção, diagnóstico precoce e tratamento das anomalias da classe II da subclasse II em crianças com dentição mista foi cientificamente comprovada.

O significado prático do trabalho reside no facto de os métodos recomendados de diagnóstico e tratamento ortodôntico permitirem um diagnóstico precoce e reduzirem as consequências de deformações graves, além de ajudarem a restaurar a função mastigatória da ATM.

Aplicação dos resultados da investigação.

Os resultados do estudo foram introduzidos nas actividades da clínica TGSI, da 5ª clínica dentária para crianças na cidade de Tashkent e da 2ª clínica dentária para crianças na cidade de Tashkent.

Aprovação dos resultados da investigação. Os resultados do estudo foram comunicados e discutidos em conferências científicas e práticas:

VIII Conferência Internacional Científica e Prática - VIII Global Science and Innovation 2020: Ásia Central. ("Ciência Global e Inovações 2020: Ásia Central"). Nur-Sultan, Cazaquistão. fevereiro de 2020.

- Conferência científica e prática republicana em linha "Dias dos Jovens Cientistas" dedicada ao "Ano do Desenvolvimento da Ciência, da Educação e da Economia Digital", 1 de maio de 2020. - Tvashkent, 2020.

Publicação dos resultados da investigação. Foram publicados 4 trabalhos científicos sobre o tema da dissertação: 2 artigos de revistas e 2 teses.

Estrutura e âmbito da dissertação. A dissertação é composta por uma introdução, 4 capítulos, discussão e conclusões, recomendações práticas e uma lista de referências. O volume da dissertação é de 85 páginas.

CAPÍTULO 1. REVISÃO DA LITERATURA

1.1. Dados modernos sobre os métodos de diagnóstico da oclusão distal durante o período de turno.

A oclusão distal refere-se a anomalias de oclusão na direção sagital e é caracterizada pela localização distal da dentição inferior em relação à superior ou pela localização mesial da dentição superior em relação à inferior. Neste caso, a relação da dentição nas secções anterior e lateral é perturbada.

O principal sinal com base no qual o diagnóstico de oclusão distal é feito é o fechamento dos dentes laterais de acordo com a classe 2 de Engle, quando as cúspides vestibulares mesiais dos primeiros molares permanentes superiores estão localizadas na frente das fissuras intercuspais dos primeiros molares inferiores do mesmo nome [Khabilov N.L., Shomukhamedova F.A., Aripova G. E., Murtazaev S.S., Nasimov E.E., Mirsalikhova F.L., 2016].

Atualmente, a oclusão distal é considerada uma das anomalias mais comuns da articulação posterior, tanto em crianças como em adolescentes, atingindo 37,3-65% do número total de pacientes. Uma das principais razões para a formação de uma oclusão prognata são os desequilíbrios esqueléticos, que levam à desarmonia nas zonas média e inferior da face e perturbam a sua estética [O.A. Mehrabyan, A.M. Konkova "Features of treatment of patients with distal oclusion of the dentition at different age periods"].

Esta patologia causa distúrbios anatómicos, funcionais e estéticos significativos, afecta negativamente o estado mental e emocional do paciente, acompanhada de disfunção da deglutição, mastigação e fala. [O.I. Arsenina, 2002, 2009; IN E. Kutsevlyak, 2012].

A etiologia da oclusão distal é causada por muitos factores diferentes. Estes incluem predisposição genética, perda precoce de dentes, caraterísticas e perturbações do desenvolvimento intrauterino; lesões e doenças que afectam o crescimento e o desenvolvimento, maus hábitos, bem como doenças do trato respiratório superior que prejudicam a respiração nasal [Abolmasov N.G.,

Abolmasov N.N., 2008; Varava G.M., Strelkovsky K.M., 1979; Distel V.A., Suntsov V.G., Wagner V.D., 2001; Okushko V.P., 1975; ProffitU., 2006].

A oclusão prognática tem um efeito negativo no funcionamento da ATM e dos músculos mastigatórios [Alimova M.Ya., Grigorieva O.Sh., 2010; Lomakina V.M., 2010; Fadeev R.A., Kudryavtseva O.A., 2010]. A presença de um espaço sagital e a ausência de contactos interdentários perturba a mordida e a mastigação dos alimentos, o que leva a uma diminuição da eficiência da mastigação [Abolmasov N.G., Abolmasov N.N., 2008; Andreishchev A.R., 2008; Distel V.A., Suntsov V.G., Wagner V.D., 2000; Trezubov V.N.].

O desenvolvimento deficiente do músculo orbicularis oris; os músculos que sobressaem o maxilar inferior provocam e contribuem para o aumento dos distúrbios da respiração nasal e da fala [Varava G.M., Strelkovsky K.M., 1979; Fadeev R.A., Ispravnikova A.N., 2011].

Como os cientistas descobriram, o diagnóstico atempado e a determinação da etiologia das más oclusões esqueléticas e dentoalveolares é uma condição necessária para o sucesso do tratamento [N. Watted, 2013].

O sucesso do tratamento ortodôntico da oclusão distal da dentição depende, em grande parte, de um diagnóstico que leve em consideração as nuances da estrutura detalhada do sistema dentário. De acordo com muitos autores, uma grande percentagem de insucessos no tratamento de crianças e adolescentes com oclusão distal está associada a um conhecimento imperfeito dos distúrbios morfológicos e funcionais e das suas relações na área maxilofacial. De acordo com F.Ya. Khoroshilkina (2006), é importante incluir no diagnóstico as perturbações: morfológicas, funcionais, estéticas, etiopatogénicas, bem como as perturbações gerais do organismo. Só estabelecendo o complexo sintomático das alterações morfológicas e funcionais do sistema dento-facial é que se pode decidir a questão do tratamento ortodôntico.

Para diagnosticar a oclusão distal, são amplamente utilizados métodos de investigação geralmente aceites, tais como a medição antropométrica da face, o estudo de modelos de maxilares, a fotometria, o exame de raios X: OPTG e TRG, e o estudo electromiográfico são amplamente utilizados.

Estudos realizados através de exames de raios X (ortopantomografia, tele-radiografia da cabeça numa projeção lateral) mostraram que, com a oclusão distal, em todos os doentes existe uma restrição do movimento da ATM em duas direcções - sagital e vertical.

Regra geral, o tratamento ortodôntico é efectuado durante a puberdade, ou seja, numa idade em que o crescimento ósseo ultrapassa a adaptação funcional dos músculos e dos ligamentos. Neste sentido, a avaliação do estado da ATM é um critério importante para o planeamento do tratamento ortodôntico. As observações clínicas mostram que, no caso da oclusão distal dos dentes, é possível, em geral, traçar as relações de correlação dos parâmetros. Assim, no contexto dos padrões gerais de crescimento e desenvolvimento, é possível ver mais claramente as especificidades que existem na oclusão distal (Polma L.V., 2012).

Anikienko A.A. (2010) chama a atenção para o facto de que, ao diagnosticar distúrbios de crescimento de partes individuais do crânio em crianças com oclusão distal no TRG da cabeça na projeção lateral, é necessário prestar atenção ao valor dos seguintes parâmetros: o comprimento da parte posterior da base do crânio, o comprimento do corpo do maxilar superior, o comprimento da base apical e da linha dentária; comprimento do corpo do maxilar inferior.

Para determinar violações individuais da estrutura do esqueleto facial em teleroentgenogramas da cabeça numa projeção lateral, é aconselhável utilizar a análise centrográfica como um método eficaz para prever resultados estéticos (Polma L.V. 2012).

Goel S. (2014) chama a atenção para o facto de que, nas crianças, a sobreposição de teleroentgenogramas é complicada pelo fator de crescimento, devendo prestar-se atenção às alterações nas estruturas utilizadas durante a sobreposição.

Os autores sugerem a utilização da posição natural da cabeça e a identificação simples de pontos. V. Hassel sugere a comparação da TRG da cabeça na projeção lateral com alterações nos corpos das vértebras cervicais.

Bimbas E.S. (2011) refere que a determinação de distúrbios verticais no desenvolvimento do esqueleto facial em pacientes com oclusão distal permite uma abordagem diferenciada na seleção de aparelhos ortodônticos para correção.

Muitos pesquisadores dão grande importância à tomografia. Os autores relatam que os dados do tomograma revelam alterações anatómicas e topográficas na ATM em pacientes com oclusão distal. Na ortodontia moderna, novos programas de computador de alta tecnologia são utilizados para diagnosticar e prever os resultados do tratamento. A TC fornece informações efectivas sobre a localização de estruturas vitais, o nível e a quantidade de tecido ósseo em qualquer área durante o diagnóstico e em qualquer fase do tratamento ortodôntico. A experiência clínica mostra a necessidade de efetuar este estudo em quase todos os pacientes (Polma L.V., 2012).

De acordo com F.Ya. Khoroshilkina (2006), a tomografia volumétrica dentária permite uma avaliação qualitativa das estruturas ósseas da ATM e obtém os indicadores mais importantes do estado da articulação. Prever os resultados morfológicos e estéticos.

No tratamento ortodôntico das anomalias sagitais de oclusão, é importante determinar a localização horizontal e vertical da ATM, bem como de outras formações anatómicas, em relação à linha da base do crânio.

Para o diagnóstico das anomalias dentárias, o acompanhamento dinâmico da evolução do tratamento ortodôntico e o controlo do período de retenção, generalizaram-se os métodos de investigação funcional dos músculos da região maxilofacial e da ATM. A análise do estado funcional reflecte a biomecânica da mandíbula.

Atualmente, existem muitos métodos para diagnosticar o estado funcional dos músculos da área maxilofacial. O método mais informativo para determinar o estado funcional dos músculos é a eletromiografia (EMG). Este método ajuda a avaliar objetivamente e de forma não invasiva a gravidade do processo patológico das anomalias primárias ou adquiridas da oclusão (Bimbas E.S., Klevakin A.Yu. 2011).

Existem publicações que teorizam substancialmente a base fisiológica para a utilização deste método como auxiliar na avaliação da qualidade da função ou disfunção muscular. Atualmente, com base em numerosos estudos, a utilidade clínica da EMG está plenamente comprovada. O método é utilizado para estudar os potenciais bioeléctricos dos músculos da cabeça e pescoço em repouso e em funcionamento. Os autores salientam que os estudos dos músculos mastigatórios e faciais em condições normais e com anomalias no desenvolvimento do sistema dentário são muito importantes: ajudam a identificar as caraterísticas individuais das funções musculares causadas por anomalias de oclusão.

O tratamento ortodôntico, na maioria dos casos, é efectuado durante a puberdade, numa idade em que o crescimento ósseo ultrapassa a adaptação funcional dos músculos e ligamentos, existindo por isso um elevado risco de artropatia juvenil. Neste sentido, é relevante avaliar o estado não só das estruturas ósseas da ATM, mas também de todos os seus elementos de tecido mole: cartilagem, disco articular, zona bilaminar, cápsula e músculos mastigatórios.

As informações apresentadas na literatura caracterizam apenas parcialmente o estado funcional dos músculos da região maxilofacial em crianças com anomalias de oclusão. No entanto, os autores referem que os valores da amplitude máxima da EMG muscular aquando da realização do mesmo movimento mastigatório por cada um dos sujeitos são marcados por uma grande variabilidade. De notar que, no estudo da atividade bioeléctrica dos músculos da região maxilofacial, são utilizados vários electromiógrafos sem que haja uma padronização dos mesmos, o que dificulta a avaliação de indicadores quantitativos e a comparação dos resultados do tratamento. Os dados dos trabalhos publicados são heterogéneos, contraditórios e caracterizam-se por uma grande dispersão dos valores da atividade bioeléctrica dos músculos em condições normais e em patologia. Uma discrepância semelhante diz respeito aos músculos mastigatórios e temporais e aos testes efectuados, o que requer esclarecimentos. O autor refere que apenas a utilização de EMG padronizada permite um diagnóstico rápido do desequilíbrio muscular, identificando a presença de contactos intempestivos e distúrbios funcionais nas partes anterior e lateral da dentição (Ervandyan A.G., 2015).

Foi estabelecido que, com anomalias de oclusão da dentição, a atividade bioeléctrica do músculo orbicularis oris aumenta várias vezes em comparação com a norma, e a resistência do músculo é significativamente reduzida.

Vários estudos estabeleceram uma ligação entre a disfunção da ATM e a presença de oclusão distal, quando a patologia oclusal primária leva à formação de relações patológicas entre os elementos da ATM, como evidenciado pela prevalência de BEP dos músculos temporais sobre os músculos mastigatórios em vários testes electromiográficos (Timchenko D.A., Shutova T.Shch. 2012).

Fadeev RA. et al. (2010) referem que os resultados de um estudo EMG dos músculos mastigatórios indicaram uma perturbação da inervação dos músculos mastigatórios e temporais.

Recentemente, têm surgido cada vez mais estudos que indicam a importância da EMG no estudo dos músculos da mastigação. L.S. Persia (2007) chama a atenção para o facto de a análise EMG nos permitir avaliar a reestruturação dos músculos mastigatórios e faciais. Foi estabelecido que as recidivas da anomalia ocorrem com uma reestruturação funcional insuficiente dos músculos mastigatórios. Com esta anomalia, a amplitude máxima dos electromiogramas dos músculos mastigatórios e temporais é significativamente inferior à normal, e o mesmo indicador dos músculos supra-hióideos aumenta.

A atividade coordenada dos músculos antagonistas e sinergistas é perturbada.

O estudo das caraterísticas anatómicas e funcionais do complexo dentofacial de pacientes com anomalias da dentição, a identificação de violações do estado do sistema dentofacial permite-nos elaborar um plano de tratamento ortodôntico ótimo e minimizar as complicações durante a terapia [A.V. Anokhina, R.D.

Khabibullina "Problems in diagnosing distal occlusion- data from modern literature", 2013].

1.2 Caraterísticas do tratamento da oclusão distal com aparelhos ortodônticos modernos.

De acordo com os pontos de vista progressivos, um dos factores importantes que determinam as tácticas de tratamento para pacientes com oclusão prognática é a criação de um estado harmonioso entre morfologia e função, o que pressupõe o funcionamento normal da dentição na presença de oclusão fisiológica da dentição e uma boa estética facial [L.S. Persia, 2009; T.S. Uskova, 2009].

Entre os métodos de tratamento da oclusão distal, existem métodos que afectam o crescimento esquelético do maxilar inferior, a compensação dentoalveolar e o tratamento combinado ortodôntico-cirúrgico. A escolha do método de tratamento depende principalmente da idade do doente, bem como da capacidade de crescimento do seu esqueleto facial.

Uma das principais questões da Ortodontia atual é determinar o momento certo para iniciar o tratamento. Muitos autores acreditam que este deve começar após a erupção dos pré-molares e segundos molares, porque o crescimento principal está quase completo. Isto permite-lhe prever com sucesso o resultado e evitar recaídas durante o período de crescimento intensivo do esqueleto facial. Outros preferem tratar os pacientes durante o período de troca de dentes, quando com o tratamento ortodôntico precoce é possível influenciar o crescimento dos dentes cervicais e obter um resultado mais estável com menos esforço por parte do médico e da criança em formas esqueléticas de oclusão distal (Kosyuga S.Yu., Sirotkina V.S., 2019).

Os aparelhos ortodônticos removíveis tornaram-se muito populares no tratamento da oclusão distal. São utilizados principalmente aparelhos ortodônticos removíveis de ação mecânica e aparelhos de ação combinada. Muitos autores dão preferência a aparelhos removíveis funcionalmente activos e combinados que afectam não só a dentição, mas também os tecidos moles, afectando indiretamente as estruturas ósseas e o crescimento do maxilar inferior.

O principal efeito dos aparelhos funcionais e dos aparelhos de ação combinada utilizados no tratamento da oclusão distal é deslocar o maxilar inferior para a frente. Os dispositivos de ação combinada combinam elementos de dispositivos activos e passivos, o que nos permite corrigir várias anomalias ao mesmo tempo, substituindo vários dispositivos por um só. Além disso, é possível influenciar mecanicamente, de forma ativa, dentes individuais, grupos de dentes ou arcadas dentoalveolares, criando uma mordida construtiva e mantendo o maxilar inferior na posição correta.

Atualmente, as placas mais utilizadas são as placas de plano inclinado, o ativador Andresen-Goipl, o regulador de função Frenkel, o aparelho Bimler, o aparelho Khurgina-Gulyaeva-Basharova. Quando se utiliza uma placa com um plano inclinado, o resultado pode não ser obtido, uma vez que as crianças muitas vezes simplesmente deslocam o maxilar inferior para trás do plano inclinado quando os músculos que movem o maxilar inferior ficam cansados. O mordedor Bimler é uma estrutura sem elementos de fixação. Durante os movimentos do maxilar inferior, a pressão sobre a dentição aumenta. Mas o aparelho deforma-se facilmente e, durante o movimento do maxilar inferior, o fio parte-se frequentemente nas dobras. O regulador de função Frenkel inclui escudos bucais e almofadas labiais, que eliminam a pressão dos lábios e das bochechas nos processos alveolares e na dentição em áreas de subdesenvolvimento, e o ativador Andresen-Goipl fixa o maxilar inferior na posição correta e ativa o seu crescimento utilizando múltiplos planos inclinados para os dentes, criando condições para normalizar a função dos músculos mastigatórios e faciais (Tokarevich I.V., Kipkaeva L.V., 2015).

Estes dois dispositivos são bastante volumosos; na cavidade oral, ocupam todo o espaço, limitando os movimentos da língua e não normalizando a sua função.

F.Ya. Khoroshilkina (2006) descreve em pormenor todos os tipos de dispositivos funcionais: Ativador de Klammt, dispositivo de Pehak, dispositivo de Mershon-

Love-Jung, lropulsor de Muhleman, bimaxilador de Masagu, bionator de Baiters, que são utilizados com sucesso atualmente. O ativador de Klammt é aberto na região frontal, o que constitui, sem dúvida, uma vantagem em relação aos outros dispositivos, uma vez que cria condições para a posição correta da ponta da língua. A localização do parafuso na parte profunda da abóbada palatina facilita à criança a pronúncia dos sons.

A diferença entre o bionator Baiters é a utilização de escudos para proteger a dentição dos lábios e bochechas que ficam entre os dentes. Quando utilizado, ocorre a estimulação do fechamento labial e a normalização da posição do maxilar inferior e da língua. Os melhores resultados foram obtidos no tratamento da oclusão distal, que foi combinada com a protrusão dos incisivos superiores e distúrbios funcionais pronunciados do sistema dentário.

Os activadores incluem também a placa dupla de Schwarz, composta por duas partes, que actua simultaneamente em ambos os maxilares quando a dentição está fechada. A placa de Schwarz pode ser utilizada para todas as más oclusões sagitais. Em caso de sobreposição incisal profunda, o biorretrator de Maychub e Khoroshilkina é utilizado para tratar a oclusão distal. Trata-se de um aparelho intermaxilar removível de dois maxilares, que consiste em bases de plástico para os maxilares superior e inferior, ligadas entre si. Neste aparelho não existem almofadas oclusais nos dentes laterais.

Foi comprovada a eficácia do tratamento de crianças com idades compreendidas entre os 3 e os 6 anos com oclusão distal com o aparelho Persin, que consiste numa placa de base palatina, na qual é soldada simetricamente uma parte arqueada feita de arame com uma secção transversal de 0,8 mm na área dos pré-molares. Quando a boca está fechada, o elemento de arame ativo move o maxilar inferior para a posição correta e estimula o seu crescimento. O pelotão labial incluído na sua composição para abdução do lábio inferior é semelhante ao pelotão do regulador de função de Frenkel. O arco vestibular do aparelho, quando ativado, elimina a protrusão dos incisivos superiores.

M.I. Zudina propôs um dispositivo para o tratamento ortodôntico de pacientes com retro- e micrognatia mandibular (patente n.º 2123819 de 27 de dezembro de 1998). Aparelho com estrutura de placa, funcional

guia, oral, amovível. É constituído por dois aparelhos monomandibulares com ação intermaxilar apoiados na dentição inferior, que possui elementos vestibulares e tração extra-oral. Este aparelho permite simultaneamente colocar o maxilar inferior na posição correta, expandir a dentição e normalizar a função muscular. Este aparelho também corrige o tipo de crescimento dos ossos maxilares. O tratamento com este aparelho dura cerca de 24 meses e a retenção é efectuada com o mesmo aparelho durante 12 meses.

Em caso de protrusão pronunciada dos incisivos superiores, S. Guliyeva (2011) propôs a utilização de um aparelho ortodôntico de dois maxilares com ação e orientação funcionais. Este aparelho é constituído por uma base para os maxilares superior e inferior. São utilizados revestimentos oclusais nos caninos e molares temporários de ambos os maxilares; o aparelho inclui ainda grampos palatinos e linguais e um arco de retração vestibular na área dos dentes anteriores do maxilar superior. Este desenho difere dos activadores e do aparelho Persin porque o palato e a superfície lingual dos dentes anteriores não são cobertos com plástico, o que não limita o movimento da língua, aumentando o espaço livre para ela, e ajuda a normalizar a sua função. O aparelho é utilizado em pacientes com idades compreendidas entre os 7 e os 11 anos.

O problema da sobreposição incisal profunda tem sido amplamente discutido por autores como L.V. Polma, E.V. Kiselev e N.Yu. Revolving (2009). Estes autores referem a eficácia do tratamento de anomalias de oclusão de classe II causadas por retrognatismo e micrognatia inferiores em combinação com overjet incisal profundo em pacientes em crescimento, utilizando o aparelho de orientação funcional de Clark.

. A utilização do Twin Block normaliza a função muscular através da protrusão do maxilar inferior, aumentando a altura do terço inferior da face, utilizando almofadas oclusais nos dentes laterais e planos inclinados nestas almofadas, mantendo o maxilar na posição correta. Atualmente, existem várias modificações do aparelho Twin-block, que são utilizadas para tratar a oclusão distal em combinação com o apinhamento dos dentes na região anterior, com uma mordida aberta e estreitamento dos maxilares.

As estruturas ortodônticas de dupla mandíbula, constituídas por materiais elastoméricos, foram recentemente generalizadas. Estas estruturas deslocam os dentes para uma posição pré-determinada. Por exemplo, um dispositivo ortodôntico amovível - um posicionador - é universal no seu efeito sobre a dentição. Apenas a metodologia para a sua criação é bastante trabalhosa; requer equipamento adequado para um laboratório dentário e qualificações suficientes dos técnicos dentários. Por isso, começaram a aparecer no mercado ortodôntico posicionadores standard feitos de materiais de silicone. A sua utilização permite normalizar as caraterísticas faciais e formar contactos oclusais corretos.

No seu trabalho, o autor deste estudo descreve que, com a utilização de aparelhos de treino standard, as inclinações dos incisivos são normalizadas, as dimensões sagitais e verticais da dentição e as alturas dentoalveolares alteram-se. O tratamento com aparelhos de treino ajuda a melhorar e, por vezes, a eliminar uma série de anomalias dentárias com menos desconforto físico e psicológico para o paciente. O aparelho pode ser utilizado como dispositivo de retenção, reduzindo o número de recidivas. O autor considera que os treinadores padrão podem reduzir o tempo que o médico gasta no exame e tratamento dos pacientes (E.V. Kulakova (2011).

Atualmente, os activadores são cada vez mais utilizados para tratar a oclusão distal da dentição. De acordo com vários autores, os activadores, cujo mecanismo é semelhante ao da tração intermaxilar, são eficazes para normalizar a função muscular e deslocar o maxilar inferior para a frente.

Estudos revelaram que, após o tratamento com um ativador linear, ao fim de seis meses, as crianças melhoram a coordenação muscular quando comprimem os dentes em 76% dos casos. (Ya.G. Airapetova (2013), K. Keski-Nisula et al. (2015) identificaram várias alterações esqueléticas significativas como resultado da utilização do ativador LM utilizando análise cefalométrica de raios X. Um aumento clinicamente significativo no crescimento mandibular também foi observado.

A par de todos os dispositivos acima referidos, as estruturas fixas, como os corretores de classe II, são amplamente utilizadas para o tratamento da oclusão distal em doentes com crescimento incompleto do esqueleto facial. Atualmente, no nosso país, dá-se preferência aos aparelhos Herbst e Forsus.

SIM. Timchenko e T.O. Shutova (2012), no seu trabalho, compararam a eficácia dos corretores de classe II. Uma análise comparativa dos indicadores do perfil do paciente revelou melhorias no tratamento em todos os dispositivos. Os dados cefalométricos provaram que o dispositivo Herbst tem um efeito esquelético mais significativo, normalizando os valores dos ângulos SNB e ANB. Um efeito indesejável foi detectado no caso do uso de ambos os aparelhos, na forma de protrusão dos incisivos inferiores.

Noutros países, o aparelho MARA é amplamente utilizado. Como qualquer aparelho ortodôntico, o MARA tem as suas vantagens e desvantagens. As vantagens são o facto de ser permanente, completamente invisível do exterior da boca, poder ser utilizado antes ou durante o tratamento com aparelho ortodôntico, não existir qualquer ligação entre os maxilares superior e inferior, pelo que o aparelho não limita o movimento do maxilar inferior. As desvantagens são que, em alguns doentes, pode ferir a mucosa bucal, nem sempre é eficaz em doentes com uma grande fenda sagital, porque o doente pode fechar os maxilares atrás dos cotovelos do instrumento em vez de os fechar à frente, e não é utilizado em doentes com uma mordida aberta. Tal como acontece com todos os dispositivos funcionais, o MARA reduz o espaço sagital principalmente através da deslocação dos dentes e não dos maxilares. No caso dos corretores de Classe II, como o MARA (também Herbst, Forsus, Twin Block, Bionator, Frankel), os dentes anteriores inferiores sobressaem e os superiores deslocam-se para trás, mascarando a diferença de tamanho dos maxilares. O aparelho também provoca rotação da mandíbula por extrusão dos molares, o que pode ser desejável em casos de mordidas profundas, mas é contraindicado em pacientes com mordidas abertas. Ainda não há evidências científicas de que este desenho funcione melhor ou pior do que seus análogos em termos do efeito que precisamos no crescimento da mandíbula inferior (Dr. Aladin Sabbagh, 2007).

Na Rússia, foi desenvolvido um regime de tratamento para crianças dos 7 aos 10 anos de idade com oclusão distal da dentição. Estamos a falar da utilização de tecnologia ortodôntica fixa em combinação com um arco facial. Yu.A. Ivanova (2011) propôs um método de tratamento de crianças durante o período de dentição mista. No espaço de 6 meses, sem um efeito negativo no esmalte dos dentes permanentes e no tempo de formação das raízes, foi possível corrigir a posição dos incisivos. O tratamento foi realizado com uma técnica ortodôntica fixa (sistema 2 x 4) em combinação com tração extra-oral. Ao mesmo tempo, o perfil facial foi melhorado através da alteração da inclinação dos incisivos superiores. Não foi efectuado qualquer tratamento na dentição inferior. As medições cefalométricas também melhoraram com a utilização de um arco facial. Os indicadores faciais foram alterados, como a projeção do lábio superior e a projeção do queixo e do lábio inferior em relação ao plano estético. Mas, para garantir resultados estáveis, é importante o uso obrigatório da mioginástica e da mecanoterapia. Entretanto, alguns autores consideram inadequado o uso da tração facial na dentição mista, enfatizando o fato de haver a possibilidade de danos aos tecidos moles da cavidade bucal durante sua utilização e a ocorrência de inclinação indesejável desses dentes.

P.V. Ishmurzin et al. (2013), para a correção da oclusão distal, propuseram a utilização de aparelhos de treino juntamente com dispositivos removíveis e técnica edgewise, aparelhos de treino padrão ou uma placa de mordida Katz para o tratamento da classe II na disfunção da ATM. Os resultados dos seus estudos mostraram um fecho ótimo da dentição, uma posição central dos maxilares e uma melhoria do perfil e da proporcionalidade da face.

K.G. Zelenin (2008) refere que, no tratamento da oclusão distal, prefere utilizar equipamento ortodôntico fixo, mas em combinação com dispositivos auxiliares amovíveis de orientação funcional. Com este método de tratamento, foi obtido um fecho neutro dos primeiros molares com múltiplos contactos fissura-tubérculo nas regiões laterais e uma correta sobreposição incisal. A forma e o tamanho da dentição inferior melhoraram.

Dependendo da forma clínica e morfológica da oclusão distal, o tratamento da anomalia tem como objetivo o desenvolvimento do maxilar inferior, ou a limitação do crescimento do maxilar superior e a distalização dos primeiros molares superiores. Na maioria das vezes, são utilizados aparelhos removíveis de ação funcional ou combinada para estimular o crescimento e o desenvolvimento do maxilar inferior em crianças durante o período de dentição mista.

A melhor altura para estimular o crescimento e desenvolvimento mandibular continua a ser controversa. Alguns autores consideram necessário utilizar o tratamento funcional no início da dentição mista, outros - no final da dentição mista e no período inicial da dentição permanente.

O principal grupo de dispositivos funcionais utilizados para manter o maxilar inferior na posição anterior são os dispositivos removíveis bimaxilares: activadores e reguladores de função excitam artificialmente os músculos do aparelho mastigatório, alterando a posição do maxilar inferior, movendo-o na direção anterior durante a oclusão distal. A utilização de estruturas amovíveis permite manter um elevado nível de higiene oral para a criança, influenciar os músculos da área maxilofacial, alterando o seu tónus, criando assim um resultado de tratamento mais estável.

A principal desvantagem dos dispositivos funcionais de maxila dupla é o facto de estarem limitados à utilização apenas durante a noite, o que reduz a eficiência e prolonga o tempo de tratamento ativo da oclusão distal. O W.J. proposto não tem este inconveniente. O Clark é um aparelho de dois blocos que pode ser usado pelo paciente 24 horas por dia, mesmo durante as refeições. A possibilidade de comer com o aparelho na boca permite-lhe utilizar as forças mastigatórias para obter uma resposta funcional completa ao tratamento. O aparelho foi concebido para posicionar a protrusão do maxilar inferior e modifica eficazmente o seu crescimento sob a ação de planos de avanço incorporados nos blocos de mordida em acrílico.

Na prática ortodôntica moderna, os aparelhos funcionais standard são amplamente utilizados. A ausência de uma fase de fabrico em laboratório na presença de uma grande seleção de modelos e tamanhos, a correção mínima quando o aparelho é montado por um médico e o material hipoalergénico são propriedades importantes deste grupo de aparelhos.

Para o tratamento ortodôntico de pacientes com oclusão distal durante o período de dentição mista, E.V. Kulakova (2012) recomenda a utilização de treinadores miofuncionais. Na idade de 6-8 anos - o treinador pré-ortodôntico T4K, na idade de 8-11 anos - o myobrace MBS. S.Sh. Itkina et al. Para efeitos de correção atempada da oclusão distal, sugere também a utilização de um myobrace. O autor considera que a principal vantagem do myobrace é a combinação das propriedades do aparelho miofuncional e da arcada ortodôntica, o que permite evitar o tratamento com um sistema de aparelho.

Os dispositivos funcionais demonstram a maior eficácia no tratamento da oclusão distal durante o período de crescimento ativo do maxilar. Ao mesmo tempo, muitos dispositivos também são utilizados após a formação da dentição definitiva em adolescentes, quando o crescimento da região maxilofacial abranda significativamente.

A.V. Anokhina, L.F. Khabibullina (2013) propõem a utilização de um dispositivo com um sistema de planos de mola para o tratamento da oclusão distal, tanto numa dentição mista, como primeira fase da correção ortodôntica, como numa dentição permanente, juntamente com uma técnica fixa, a fim de aumentar a eficácia do tratamento da oclusão distal. A vantagem da utilização do dispositivo é a redução do tempo necessário para a correção da oclusão distal e um efeito suave no tecido periodontal.

["Conceitos modernos para o tratamento da oclusão distal em crianças em crescimento" pacientes com base na análise da literatura" A.V. Anokhina, T.V. Loseva, 2017].

INVESTIGAÇÃO PRÓPRIA

CAPÍTULO II. MATERIAIS E MÉTODOS DE INVESTIGAÇÃO

2.1. Caraterísticas gerais dos doentes examinados.

Para atingir o objetivo e cumprir os objectivos do estudo, foi realizado um exame abrangente e foram prestados cuidados ortodônticos a 20 pacientes com oclusão prognática, dos quais 10 (50%) rapazes e 10 (50%) raparigas, com idades compreendidas entre os 6 e os 12 anos. A composição por idade e género dos pacientes com oclusão prognática é apresentada na Tabela 2.1.

Os pacientes examinados apresentavam queixas de perturbações estéticas, perturbações da mastigação, da fala e dor na ATM.

O diagnóstico de oclusão prognática foi efectuado com base na história clínica, sintomas clínicos, estudos antropométricos e radiológicos.

Foram selecionados para tratamento pacientes que estavam a receber tratamento no departamento de ortodontia e próteses dentárias do Instituto Estatal de Medicina Dentária de Tashkent.

O exame dentário em todos os grupos incluiu um exame clínico, estudos antropométricos, radiológicos e fotométricos.

2.2. Métodos de exame dos pacientes

Foram utilizados os seguintes métodos de investigação:

1. Clínica

2. Medidas antropométricas e estudo de modelos de gesso de diagnóstico dos maxilares.

3. Exame radiográfico dos maxilares

(Ortopantomograma, Teleroentgenograma da cabeça em projeção lateral).

4. Fotometria.

5. Tratamento estatístico dos resultados da investigação.

Quadro n.º 2.1.

Distribuição dos doentes por sexo e idade

Grupo de estudo	**Idade**		**Género**	
Doentes com prognático mordida	6-9	9-13	Rapazes	Raparigas
	4	16	10	10
Total	20			

2.2.1. Métodos de exame clínico.

Durante o inquérito, foram identificadas as queixas registadas nas palavras do paciente (os seus pais), a história de vida, a doença atual, a presença de maus hábitos e a presença de doenças concomitantes (Fig. 2.1). Como resultado do exame, foi dada atenção aos principais sinais faciais de oclusão prognática e foi determinada a presença ou ausência de maus hábitos. Os dados do inquérito e do exame ajudaram a identificar os principais factores etiológicos e a avaliar o grau da sua influência na formação da oclusão distal. A palpação da articulação temporomandibular foi efectuada de acordo com o esquema geralmente aceite: foi avaliado o grau de abertura da boca, a dor na articulação, a simetria dos movimentos das cabeças do maxilar inferior, a presença de sons estranhos, crepitações e estalidos ao abrir e fechar a boca. Ao examinar o estado da cavidade oral, prestámos atenção à membrana mucosa, ao estado do frénulo, à presença de cordas, à fórmula dentária e ao estado higiénico. . Fotografias dentárias e faciais: As fotografias da face e do sorriso do doente podem fornecer informações valiosas sobre a estética facial, a postura dos lábios e o alinhamento dos dentes. Os dentistas utilizam estas fotografias para avaliar a condição atual do doente e acompanhar as alterações ao longo do tratamento.

Imagens radiográficas: As radiografias e outros tipos de imagens radiográficas são normalmente utilizados em ortodontia para avaliar a posição e o desenvolvimento dos dentes e dos maxilares. Estas imagens podem ajudar os dentistas a identificar problemas como dentes impactados, dentes em falta ou anomalias no crescimento dos maxilares. Impressões dentárias: As impressões dentárias envolvem a obtenção de moldes ou impressões dos dentes e maxilares do paciente utilizando um material semelhante a massa de vidraceiro. Estas impressões são utilizadas para criar modelos de gesso, fabricar aparelhos ortodônticos e planear o tratamento. Análise funcional: A análise funcional envolve a avaliação da mordida do paciente e da forma como os seus dentes se juntam quando mastigam ou falam. Os dentistas podem utilizar técnicas como a medição da força de mordida, a análise do movimento dos maxilares ou a avaliação dos padrões de fala para avaliar a função dos dentes e dos maxilares.

Exame periodontal: O tratamento ortodôntico pode ter um impacto na saúde das gengivas e nas estruturas de suporte dos dentes. Normalmente, os dentistas efectuam um exame periodontal para avaliar a saúde das gengivas, medir a profundidade das bolsas, avaliar os níveis ósseos e identificar quaisquer sinais de doença ou inflamação das gengivas.

Avaliação da ATM: A articulação temporomandibular (ATM) é a articulação que liga o osso maxilar ao crânio. O tratamento ortodôntico pode, por vezes, afetar a função da ATM. Os dentistas podem avaliar a ATM através de técnicas como a palpação, avaliação da amplitude de movimento ou imagiologia para avaliar a sua saúde e função.

14. Avaliação das vias respiratórias: O tratamento ortodôntico também pode ter um impacto nas vias respiratórias, particularmente em casos de má oclusão ou

discrepâncias maxilares. Os dentistas podem avaliar a via aérea através de técnicas como a análise cefalométrica, o exame das passagens nasais ou a avaliação dos padrões respiratórios.

15. Registo dentário: Normalmente, os dentistas efectuam um registo dentário completo para documentar o estado dos dentes, incluindo quaisquer restaurações existentes, dentes em falta ou anomalias. Esta ficha serve de base para o planeamento do tratamento e permite acompanhar as alterações ao longo do tratamento.

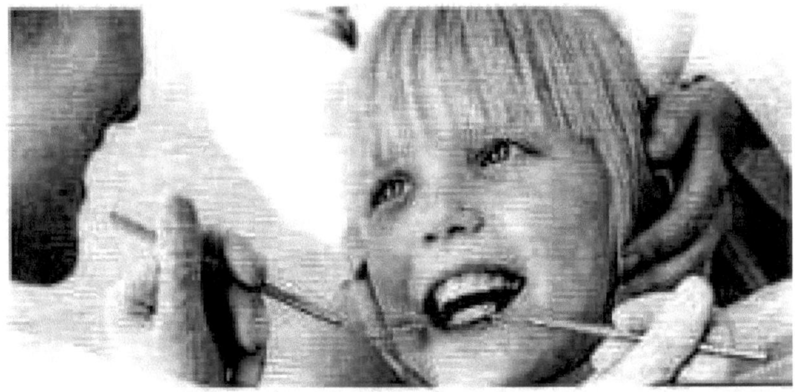

Desenho. 2.1. Exame clínico da criança.

2.2.2 Medidas antropométricas e estudo de modelos de gesso de diagnóstico dos maxilares.

As impressões dos maxilares superior e inferior foram efectuadas com massa de alginato "ALGINMAX". Os modelos de diagnóstico foram moldados em gesso de alta resistência. Os modelos foram marcados com o número da história clínica, o apelido, o nome próprio, o patronímico do doente, bem como a data em que a impressão foi efectuada. Estes modelos são tanto de diagnóstico como de controlo. O estudo dos modelos de diagnóstico dos pacientes foi realizado para identificar a natureza das relações oclusais; para esclarecer o tipo de mordida, a profundidade da sobreposição incisal, a natureza do fecho das cúspides palatinas e linguais, bem como para efetuar várias medições antropométricas (Fig. 2.2).

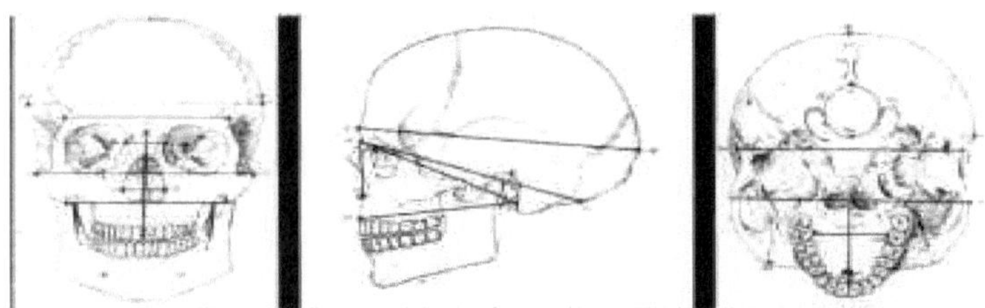

Рис.2.2. Антропометрические измерительные точки

Desenho. 2.3. Medição da largura dos dentes com um paquímetro

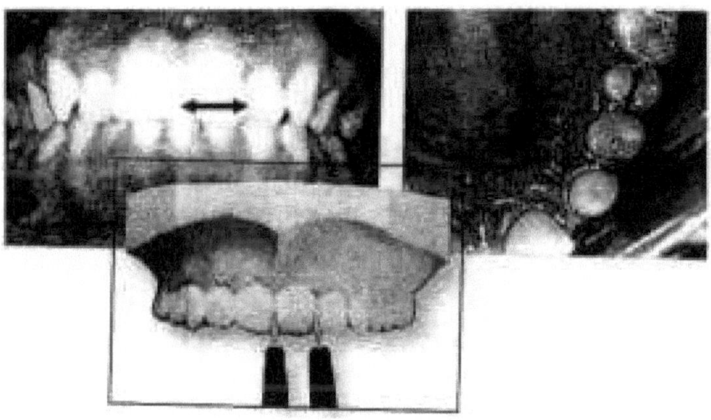

Medidas antropométricas: São medidas de várias dimensões e proporções dos maxilares, tais como a largura, altura e ângulo da mandíbula. As medições antropométricas podem fornecer informações valiosas sobre o tamanho e a forma dos maxilares, que podem ser úteis no planeamento do tratamento ortodôntico e na avaliação da estética facial.

Estudo de modelos de gesso para diagnóstico: Os modelos de gesso são réplicas dos dentes e maxilares do doente, feitas a partir de impressões dentárias. Os dentistas utilizam estes modelos para estudar o alinhamento, o espaçamento e a oclusão dos dentes, bem como para planear o tratamento ortodôntico ou avaliar o ajuste das restaurações dentárias. Também podem ser utilizados para avaliar alterações na posição dos dentes ou no desenvolvimento da mandíbula ao longo do tempo.

Com a ajuda dos índices de Pon, descobrem qual deve ser a distância normal entre os primeiros pré-molares e os primeiros molares. Para isso, E (soma) 21112* 100/80 (para os pré-molares) ou E 21112* 100/64 (para os molares).

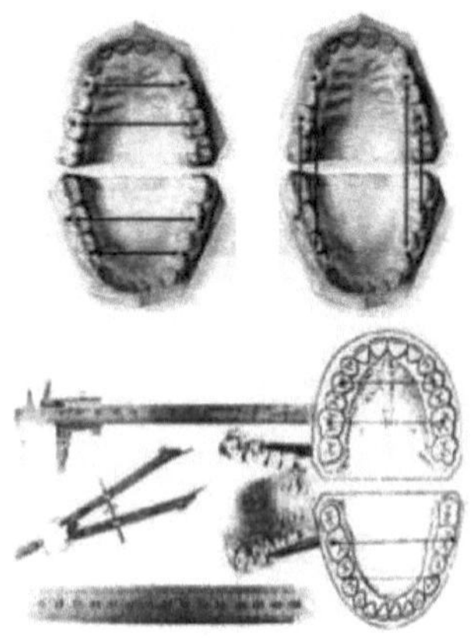

Desenho. 2.4. Pontos de medição de acordo com Ponn

De seguida, é necessário calcular a distância entre os primeiros pré-molares e os primeiros molares do paciente. Para o efeito, a distância entre os primeiros pré-molares e os primeiros molares foi medida nos pontos de medição de Pon. Pontos de medição de Pon no maxilar superior: 4|4 - a meio da fissura intercuspídea;

em 6|6 - ponto anterior de intersecção das fissuras longitudinais e transversais;

em 4|4 - ponto de contacto vestibular entre os pré-molares; em 6|6 - a vertente mais distal do tubérculo vestibular.

Para determinar o estreitamento, os valores obtidos com os índices de Pon foram comparados e, quando medidos no modelo, foram encontradas diferenças entre eles (Fig. 2.4).

Outro método efectuado foi o método de Corkhouse. Numa mordedura correta, ele estabeleceu uma relação entre a soma das

os tamanhos dos 4 incisivos do maxilar superior e o comprimento do segmento anterior da arcada dentária (Fig. 2.5).

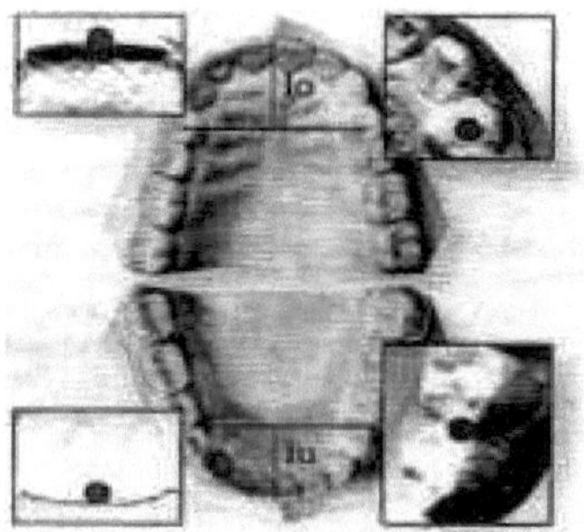

Figura 2.5. Pontos de medição de acordo com Corkhouse

Corkhouse elaborou uma tabela para medir o comprimento do segmento anterior da arcada dentária para diversos valores da soma das dimensões transversais dos 4 incisivos superiores (Tabela 2.2).

Quadro 2.2

Tabela de medição da cortiça.

Soma da largura dos 4 incisivos superiores (mm)	Comprimento do segmento anterior da dentição superior (mm)
27	16.0
27.5	16.3
28	16.5
28.5	16.8
29	17.0
29.5	17.3
30	17.5
30.5	17.8
31.0	18.0
31.5	18.3
32.0	18.5
32.5	18.8
33.0	19.0
33.5	19.3
34.0	19.5
34.5	19.8
35.0	20.0
35.5	20.5
36.0	21.0

Para determinar o comprimento do segmento anterior da arcada dentária superior, mediu-se a distância entre o ponto de contacto na face vestibular das arestas cortantes dos incisivos centrais e o ponto de intersecção com uma linha traçada através dos pontos de medição de Pon, na área dos primeiros pré-molares. Os dados obtidos foram comparados com os dados da tabela e chegou-se a uma conclusão. O comprimento do segmento anterior da arcada dentária inferior é obtido subtraindo 2 mm (de acordo com a tabela dos incisivos superiores) ao valor do segmento anterior da arcada dentária superior.

2.2.3. Exame radiográfico dos maxilares Foram utilizados no estudo os seguintes métodos radiográficos:

ortopantomografia e tele-radiografia da cabeça em projeção lateral.

1. Radiografia panorâmica: Esta técnica permite uma visão alargada de todo o maxilar superior e inferior, incluindo os dentes, as estruturas circundantes e as articulações temporomandibulares. É normalmente utilizada para avaliação geral e planeamento do tratamento.

2. Radiografia de bitewing: Este método envolve a colocação de uma pequena película ou sensor no interior da boca do doente para captar imagens dos dentes superiores e inferiores em oclusão. É utilizado principalmente para detetar cáries dentárias (cavidades) entre os dentes e avaliar a adaptação das restaurações dentárias.

3. Radiografia periapical: Esta técnica centra-se na captura de imagens pormenorizadas de dentes específicos ou de áreas de interesse. Fornece

informações sobre a estrutura da raiz, o osso circundante e quaisquer anomalias ou patologias presentes.

4. Tomografia computorizada de feixe cónico (CBCT): A TCFC é uma técnica de imagiologia tridimensional que fornece informações pormenorizadas sobre os dentes, os maxilares e as estruturas circundantes. É particularmente útil para casos complexos, como o planeamento de implantes, o tratamento ortodôntico e a avaliação de dentes impactados.

5. Radiografia oclusal: Este método envolve a colocação de uma película ou sensor na superfície de mordida do maxilar superior ou inferior para captar imagens de toda a arcada. É normalmente utilizado para avaliar a presença de dentes supranumerários, dentes impactados ou anomalias de desenvolvimento.

Cada técnica de raios X tem as suas vantagens e limitações, e a escolha do método depende da situação clínica específica e das necessidades de diagnóstico do doente. Os dentistas consideram cuidadosamente factores como a exposição à radiação, a qualidade da imagem e a precisão do diagnóstico ao selecionar o exame de raios X adequado para cada caso.

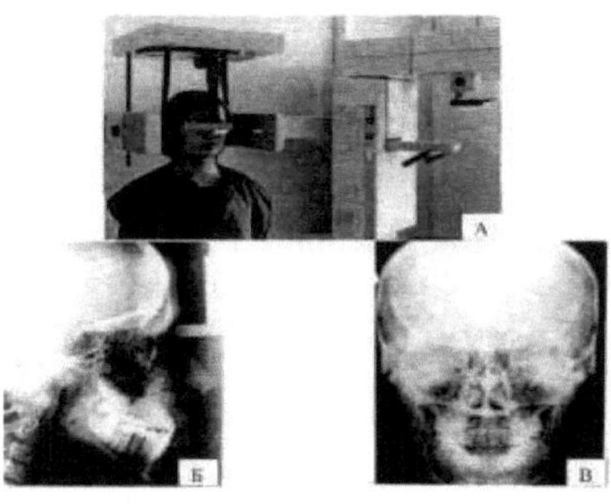

Arroz. 2.6. Telerradiografia do esqueleto facial: A) instalação radiográfica; B) TRG em projeção lateral e C) TRG em projeção direta.

Para obter um ortopantomograma, foi utilizada uma máquina de raios X da SIEMENS, dose de 76 KW, exposição de 19 s, tempo de revelação de 6-8 minutos. Na avaliação dos ortopantomogramas, foi determinado o tamanho do corpo dos ossos maxilares, dos ramos e dos ângulos do maxilar inferior; a relação da dentição; o estado dos seios maxilares; a localização dos elementos da ATM; a altura dentoalveolar nas partes anterior e lateral dos maxilares; o grau de sobreposição incisal; a assimetria das metades direita e esquerda da face. Além do ortopantomograma, foi realizado um teleroentgenograma da cabeça em projeção lateral. Para obter a TEG, foi utilizada uma instalação especial "Orthotsef-U" da empresa alemã "Siemens" (Fig. 2.6).

A TRG foi efectuada com os pacientes de pé e o feixe de raios X dirigido horizontalmente. Neste caso, o doente em estudo recebeu uma dose de radiação não superior a 0,15-0,2 R. De acordo com V.Yu. Kurlyansky, A. El-Nofelli, Treimane, uma distância focal de 150-200 cm é considerada suficiente. A esta distância, a ampliação da projeção das estruturas localizadas ao longo do plano sagital é de 5-7%.

A telereiggenografia permitiu-nos avaliar:

- Posição vertical e sagital dos maxilares no crânio;

- As dimensões dos ossos maxilares e a proporcionalidade da sua relação;

- Proporcionalidade do desenvolvimento das arcadas dentárias com as suas bases;

- O grau de protrusão ou retrusão dos dentes anteriores em relação ao corpo;

- O grau de inclinação dos dentes anteriores.

2.2.4. Fotometria

- O método fotométrico permitiu observar o crescimento e a formação da face, as suas alterações no processo de tratamento ortodôntico, na realização de pesquisas em estática e dinâmica.

- Para a fotometria, foi utilizada uma máquina fotográfica "NICON", com função de zoom numa escala de 2:1 (ampliação de fragmentos de arcadas dentárias e oclusão), 1:1 para fotografias de perfil facial e uma escala de redução de 1:4. A imagem finalizada tem um formato de 9x13 cm para que lhe possam ser aplicadas linhas auxiliares de diagnóstico.

Para efetuar um estudo fotométrico, foram tiradas fotografias da cabeça de frente (en face) e de perfil (en lateral).

As fotografias foram tiradas sobre um fundo branco e nas mesmas condições para comparar os dados antes do tratamento, monitorizar a evolução do tratamento e avaliar os resultados do tratamento.

A fotometria em estomatologia refere-se à utilização de tecnologia baseada na luz para diagnosticar e tratar várias condições dentárias. Envolve a medição e análise das propriedades da luz, como a intensidade, cor e reflexão, para avaliar a saúde oral e orientar as decisões de tratamento.

Uma aplicação da fotometria em estomatologia é a correspondência de cores para restaurações dentárias. Utilizando dispositivos especializados, os dentistas podem determinar com precisão a cor dos dentes naturais de um paciente e selecionar a cor adequada para obturações dentárias, coroas ou facetas. Isto ajuda a obter um resultado mais natural e estético.

Outra utilização da fotometria é a deteção de cáries dentárias (cavidades). Certos dispositivos emitem luz fluorescente sobre os dentes e a luz reflectida é analisada para identificar áreas de desmineralização ou cárie. Isto permite a deteção e intervenção precoces, evitando a progressão das cáries.

A fotometria também pode ser utilizada na avaliação de procedimentos de branqueamento dentário. Ao medir a cor dos dentes antes e depois do tratamento, os dentistas podem avaliar objetivamente a eficácia dos agentes branqueadores e determinar a duração ideal do tratamento.

Além disso, a fotometria é utilizada no rastreio do cancro oral. Certos dispositivos emitem comprimentos de onda específicos de luz que podem realçar tecidos anormais ou lesões na boca. Os dentistas podem então investigar melhor estas áreas e efetuar biópsias, se necessário.

Em geral, a fotometria em estomatologia fornece informações valiosas para o diagnóstico, planeamento do tratamento e monitorização de várias condições dentárias. Aumenta a precisão e a exatidão dos procedimentos dentários, conduzindo a melhores resultados para os pacientes.

Ao tirar uma fotografia de perfil, a cabeça do doente estava orientada ao longo da horizontal de Frankfurt, os olhos estavam abertos e o olhar era direto. As orelhas estavam abertas (comparação da simetria, ponto de entrada do canal auditivo).

Ao tirar uma fotografia de rosto inteiro, a câmara foi instalada paralelamente ao plano frontal ao nível dos olhos do doente.

Durante o estudo fotométrico, para além das fotografias orais externas, foram também tiradas fotografias intra-orais - fotografias da dentição superior e inferior, fotografias da dentição em oclusão de frente e de lado.

Todos os materiais provenientes dos estudos clínicos, antropométricos e radiológicos foram submetidos a tratamento estatístico pelo método Student-Fisher, utilizando um computador IBM/PC. A investigação utilizou o programa físico e estatístico "DIASTA" da empresa "IMBRIS" (Kaliningrado, 1991) e "Statgrat".

RESULTADOS DA INVESTIGAÇÃO PRÓPRIA

CAPÍTULO 3. RESULTADOS DE ESTUDOS CLÍNICO-FUNCIONAIS, ANTROPOMÉTRICOS E RADIOGRÁFICOS DO SISTEMA DENTÁRIO DE CRIANÇAS COM ANOMALIAS DA CLASSE II, SUBCLASSE II DURANTE O PERÍODO DE MORDIDA MISTA

3.1. Prevalência de anomalias dentárias de classe 2 em crianças durante o período de dentição mista.

Grupo de estudo	**Idade**		**Género**	
Doentes com prognático mordida	6-9	9-13	Rapazes	Raparigas
	4	16	10	10
Total	20			

Como resultado de um estudo de 20 histórias de casos clínicos, os pacientes foram divididos em 2 grupos principais de acordo com o tipo de patologia da mordida:

Tipo de mordida distal	**Quantidade pacientes**	**Frequência ocorrência (%)**
Mordida distal sem má oclusão noutros planos	**9**	**45**
Mordida distal combinada com	**8**	**40**

mordida profunda		
Mordida distal combinada com mordida aberta	3	15
Mordedura distal em combinação com mordida cruzada	0	0
Total:	20	100

1. Mordida distal

1.1. Mordida distal, sem má oclusão noutros planos (em 9 pacientes)

1.2. Mordida distal, combinada com anomalias no plano vertical e/ou transversal (em 11 pacientes).

1.2.1. Mordida distal combinada com mordida profunda (8 pacientes).

1.2.2. Mordida distal em combinação com uma mordida aberta (em 3 pacientes) 1.2.3 Mordida distal em combinação com uma mordida cruzada (não detectada).

Assim, a má oclusão mais comum foi a oclusão distal sem anomalia noutros planos (45%), ocorrendo em quase metade dos pacientes cujas histórias clínicas foram recolhidas para o estudo; os restantes tipos de oclusão distal representaram um total de 55%. Na maioria das vezes, a mordida distal é combinada com a mordida profunda (40%). A combinação de uma mordida distal com uma mordida aberta não é comum (15%); entre as histórias de casos estudadas, não foi identificada nenhuma com uma combinação de mordida distal e mordida cruzada.

Tabela 3. Processamento estatístico dos resultados da investigação utilizando o programa SPSSv22.0 para Windows.

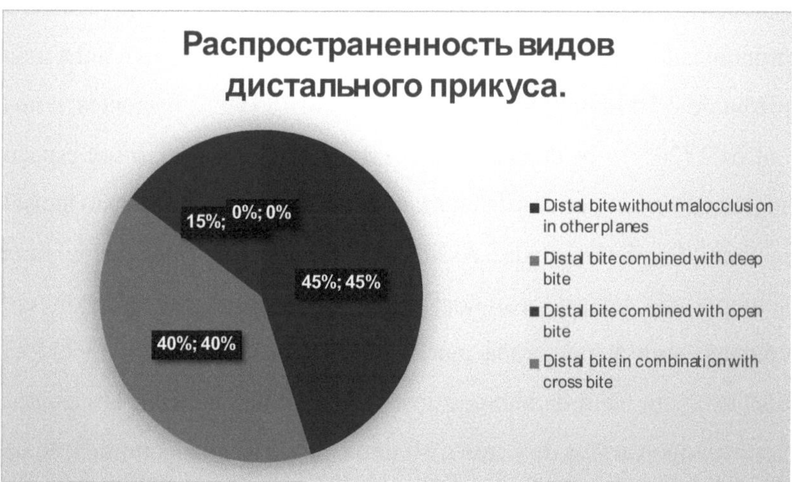

Na recolha de dados anamnésicos, os maus hábitos prevaleceram em todos os doentes (morder o lábio inferior, chuchar no dedo, etc.), o que de certa forma contribuiu para a ocorrência de mordedura distal.

Em 4 (20%) pessoas foi descoberta uma predisposição genética para esta anomalia dentária, ou seja, a oclusão distal foi encontrada no pai ou na mãe, ou em parentes próximos. Todos os doentes apresentavam os sinais faciais mais caraterísticos da oclusão distal, nomeadamente: um perfil facial convexo, um queixo inclinado para trás e um lábio superior saliente.

Em 8 (40%) pacientes foi encontrada uma prega supramental acentuada e encurtamento da parte inferior da face, além de sintoma de sucção da bochecha durante a deglutição, indicando uma combinação de oclusão distal e profunda. E nos outros 3 (15%) pacientes, ao contrário, havia suavização da prega supramental e alongamento da parte inferior da face com a presença de um sintoma de "dedal" ao engolir, o que indicava uma combinação de mordida distal com mordida aberta.

Também prestámos atenção ao tamanho do espaço sagital, que era mais pronunciado com a protrusão dos dentes frontais superiores e tinha uma média de ?-10 mm, o que foi observado em 18 (90%) pacientes, e nos outros 2 (20%) - os dentes frontais estavam em retrusão, o seu espaço sagital não era superior a 4-6 mm. A quantidade de sobreposição incisal também foi determinada. Assim, em 8 (40%) doentes havia uma sobreposição incisal profunda; os incisivos inferiores estavam em contacto com a membrana mucosa do palato, e nos outros 3 (15%) doentes, para além da sobreposição sagital, havia também um espaço vertical, que variava de 4 mm a 10 mm e indicava uma complicação da oclusão distal com mordida aberta.

3.2 Resultados dos estudos antropométricos.

Foram efectuadas medições antropométricas em 20 moldes de gesso, de acordo com Pon e Corkhouse, para determinar as alterações na arcada dentária.

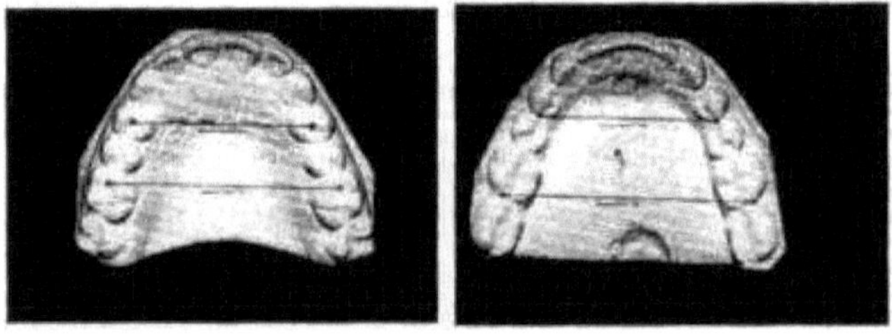

Método antropométrico de investigação no Ponu

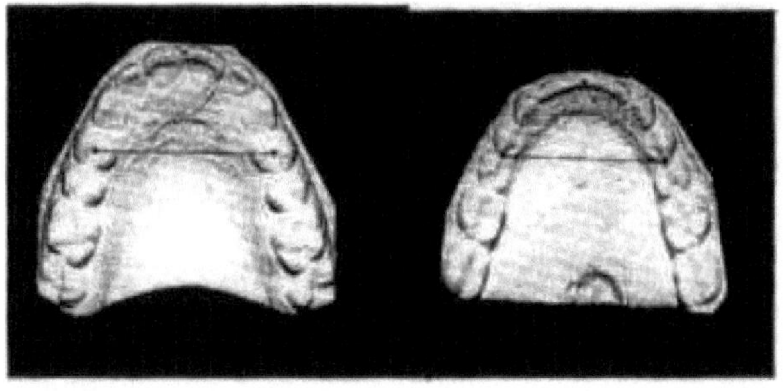

Método de investigação Corkhouse.

3.3. Resultados dos estudos de raios X.

O método de investigação radiográfica incluiu o estudo, a generalização e a análise de 20 fotogramas de raios X, dos quais 8 eram ortopantomografias e 12 eram telexografias.

O estudo dos ortopantomogramas dos maxilares incluiu a determinação do número de dentes; a presença, localização e forma dos botões dos dentes permanentes; o grau de formação das suas raízes; a determinação da identificação de defeitos dentários; a determinação da forma do vómer, da concha nasal inferior; a altura dentoalveolar em várias partes da dentição; a profundidade da sobreposição incisal; bem como o estudo da condição da ATM, que é importante para o planeamento do tratamento.

Em 4 pacientes estudados, o subdesenvolvimento do maxilar inferior foi encontrado devido à remoção precoce dos dentes decíduos no maxilar inferior.

1 paciente tinha 3,4 adentia; 4,4 dentes no maxilar inferior. Foram estudadas 12 teleroentgenografias da cabeça em projeção lateral com

mordida prognática antes do tratamento do paciente. Para um estudo comparativo, foram utilizadas 15 imagens radiográficas laterais da cabeça de pacientes com oclusão ortognática dos arquivos do Departamento de Ortodontia e Prótese Dentária do Instituto Estatal de Medicina Dentária de Tashkent.

O estudo comparou as dimensões estudadas em mordidas distais e ortognáticas com os dados da norma.

Na descodificação dos telerengenogramas, o desenvolvimento excessivo do corpo do maxilar superior em comprimento foi encontrado em 7 doentes e variou entre 3-5 mm. O tamanho do corpo do maxilar superior dentro dos limites normais foi observado em 10 indivíduos. O subdesenvolvimento do corpo do maxilar inferior em comprimento foi encontrado em 13 pacientes, variando de 5 a 7 mm. O tamanho do corpo do maxilar inferior foi encontrado dentro dos limites normais em 12 indivíduos. No entanto, em 4 doentes verificou-se um aumento de 3-5 mm no comprimento do corpo do maxilar inferior. Este facto indica que o tamanho dos maxilares é uma estrutura determinada geneticamente.

A posição do maxilar inferior em relação ao maxilar superior foi determinada através da medição dos ângulos MM e A-B-SPP. Normalmente, esses ângulos devem ser de 90°. O ângulo MM indicava a posição das arcadas basais, ou seja, do corpo do maxilar inferior, e o ângulo A-B-SPP indicava a posição da sua parte dentoalveolar. Dessa forma, foi possível diferenciar a forma esquelética da dentoalveolar. Em 13 pacientes, foi observada uma retroposição do maxilar inferior, em particular, uma retroposição do seu corpo 4°-19° mais do que o normal foi encontrada em 12 indivíduos, e da parte dentoalveolar - em quase todos os pacientes. Assim, em 10 doentes prevaleceu a retroposição do corpo e da parte dentoalveolar, e em 3 doentes apenas a parte dentoalveolar

Para além da posição dos maxilares superior e inferior no crânio, prestámos grande atenção à inclinação axial dos dentes.

Assim, a protrusão dos incisivos superiores foi encontrada em 16 indivíduos e variou de 5° a 17° abaixo do normal (65°), o que correspondeu à classe II, subclasse 1, segundo Engle. Ao mesmo tempo, também foi observada retrusão dos incisivos superiores em 4 pacientes, que variou de 6° a 12°, o que corresponde à classe II, subclasse 2, segundo Engle.

3.4 Resultados dos métodos de investigação funcional (teste Eschler-Bittner)

Um teste funcional de diagnóstico foi efectuado em todos os pacientes que estudámos. Para o efeito, o doente deve fechar os dentes na oclusão habitual e recordar a forma do perfil. Em seguida, foi pedido aos indivíduos que movessem o maxilar inferior para a frente até uma relação dentária posterior neutra.

Em 65% das pessoas estudadas, o perfil facial melhorou quando o maxilar inferior foi deslocado para a frente, o que se deveu ao subdesenvolvimento do maxilar inferior. (Amostra n.º 1)

Em 35% das pessoas estudadas, o perfil facial piorou quando o maxilar inferior se deslocou para a frente; a razão para este facto foi o desenvolvimento excessivo do maxilar superior e a sua predominância sobre o maxilar inferior (amostra nº 2).

Os resultados do teste Eschler-Bittner são apresentados no Quadro 3 e nas Figuras 1 e 2.

Tabela 3 Resultados dos testes de Eschler-Bittner em crianças de 6-12 anos.		
Teste de Eschler Bittner	Número de pessoas estudadas com trabalho por turnos mordida (6-12 anos)	
Amostra n.º 1	13	65
Amostra n.º 2	7	35
Total	20	

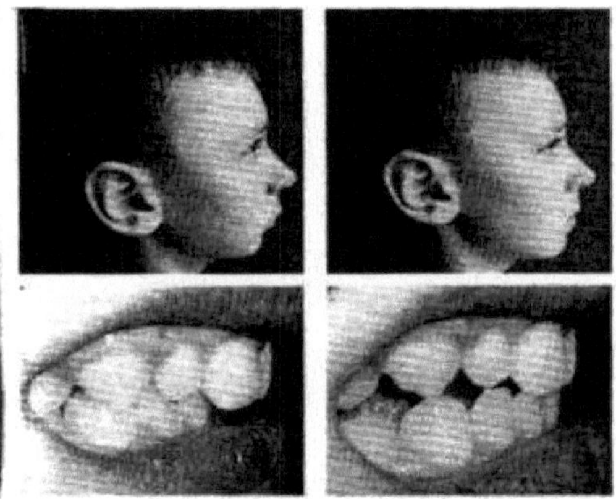

Figura.1 Realização do teste de Eschler-Bittner no paciente V., 12 anos de idade, com mordida distal (teste nº 1).

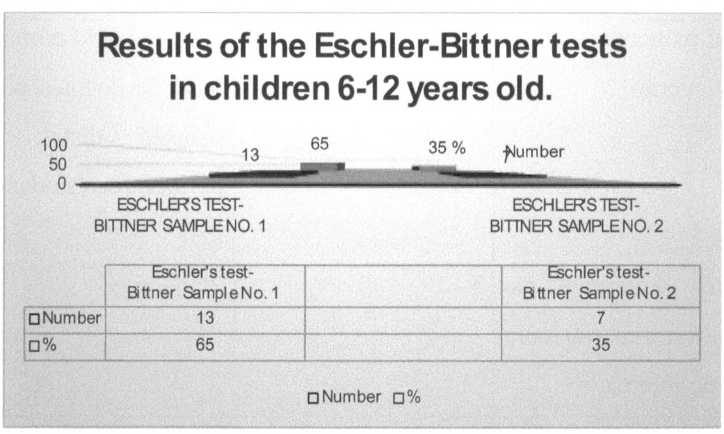

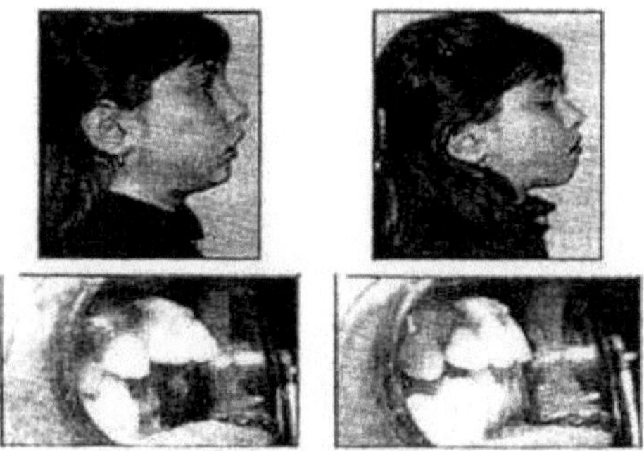

Fig.2 Realização do teste de Eschler-Bittner no paciente A., 11 anos de idade, com mordida distal (teste nº 2).

Tabela 4. Métodos de tratamento para a oclusão distal em pacientes com dentição mista.

De acordo com os dados obtidos, em 55% dos pacientes com dentição mista, foram utilizados aparelhos removíveis no maxilar superior para corrigir a mordida distal. O sistema de brace foi utilizado para o tratamento em 45% dos pacientes.

Equipamento para tratamento	Número de pacientes	Proporção do número total de doentes com oclusão distal no período de mudança (%)
Placa amovível no maxilar superior com plano inclinado	5	25
Posicionador elástico 1 Myobrace	4	20
Bloco duplo	2	10
Sistema de suporte	9	45
Total	20	100

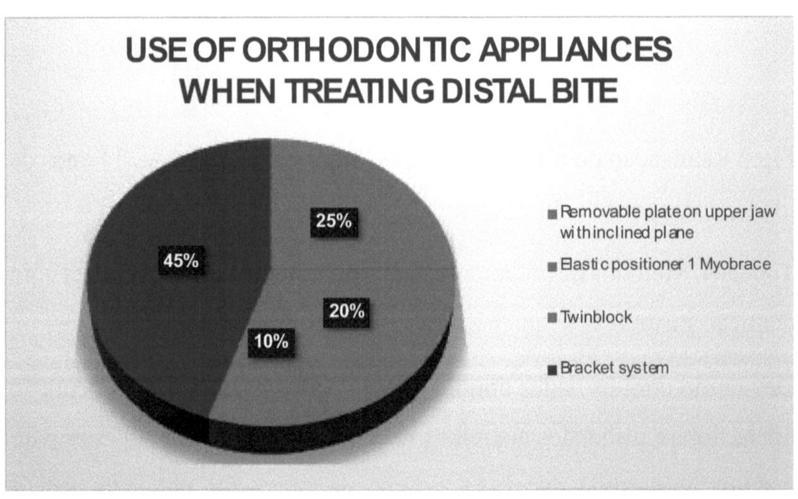

CAPÍTULO 4. CARACTERÍSTICAS DO TRATAMENTO ORTODÔNTICO E PREVENÇÃO DE ANOMALIAS DA CLASSE 2 EM CRIANÇAS COM MORDIDA MISTA

4.1. A eficácia da utilização de vários aparelhos ortodônticos no tratamento de anomalias de classe 2 na dentição mista degenerativa.

Na dentição mista, o tratamento foi realizado através do uso de aparelhos ortodônticos terapêuticos removíveis, pois na amostra de casuísticas estudadas de pacientes com oclusão distal, predominaram os pacientes com uma combinação de oclusão distal e profunda, e quase todos apresentavam um estreitamento do maxilar superior; os aparelhos de escolha foram, na maioria das vezes, uma placa removível no maxilar superior com um plano inclinado para eliminar a mordida profunda e uma placa removível no maxilar superior com um parafuso ao longo do sagital para expandir o maxilar superior. A melhor dinâmica de correção do espaço sagital de 3 a 5 mm ocorreu em pacientes que utilizaram o treinador funcional Myobrsys.

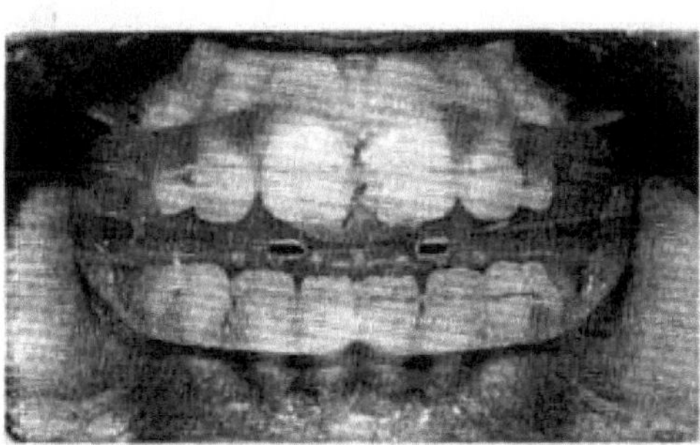

Figura I. Elastoposicionador na cavidade oral

Em 2 pacientes, foi utilizado um aparelho Twin Block de dois maxilares na dentição mista tardia. Para além da técnica removível na dentição mista, foi também efectuado o tratamento com um sistema de aparelhos ortodônticos em vários pacientes. Os dados estão incluídos na tabela 4.

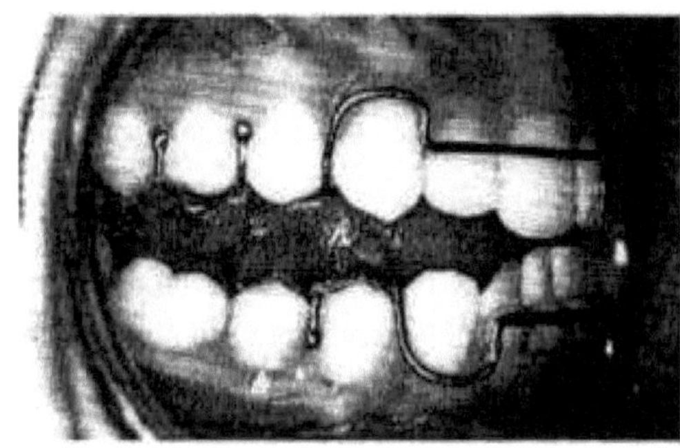

Fig. 2. Aparelho Twin Block de duas mandíbulas na cavidade oral de um paciente de 12 anos.

4.1.1. Resultados da identificação de casos e causas de tratamentos ortodônticos não concluídos.

O tratamento da oclusão distal em alguns pacientes do grupo de estudo não foi concluído devido à cessação das visitas regulares ao ortodontista, bem como devido à falta de tempo para completar o estudo. O tratamento não foi concluído em 14 pessoas (70%) dos 20 pacientes com oclusão distal.

Uma possível complicação de um tratamento ortodôntico incompleto é o alinhamento incorreto dos dentes. Se o tratamento não for concluído, os dentes podem permanecer numa posição incorrecta, o que pode levar a mais problemas com a função de mordida e mastigação.

Outra complicação pode ser o fecho incorreto dos espaços entre os dentes. Se o tratamento ortodôntico não for concluído, os espaços entre os dentes podem ficar abertos, o que pode levar a problemas com a estética do sorriso e ao possível desenvolvimento de periodontite.

Além disso, um tratamento ortodôntico inacabado pode levar a uma recaída. A recidiva significa o regresso dos dentes à sua posição original após a remoção dos aparelhos ortodônticos. Se o tratamento não for concluído corretamente, os dentes podem voltar à sua posição original, exigindo um tratamento adicional.

Outras complicações possíveis de um tratamento ortodôntico incompleto incluem danos nos dentes ou nas gengivas devido a uma utilização incorrecta dos aparelhos ortodônticos e o desenvolvimento de problemas nas articulações em consequência da má oclusão.

Em geral, um tratamento ortodôntico incompleto pode levar a várias complicações, pelo que é importante garantir que o tratamento é concluído corretamente e visitar o ortodontista regularmente para acompanhamento e correção.

4.1.2. Resultados da determinação da duração média do tratamento para os pacientes com oclusão distal.

A duração do tratamento dos pacientes com oclusão distal varia consoante o caso clínico específico (idade do paciente, cumprimento das recomendações do médico, complexidade da patologia). O período médio de tratamento da má oclusão distal no estudo foi de 18,7 meses, sendo o período médio de tratamento dos pacientes com má oclusão distal na presença de má oclusão noutros planos ligeiramente mais longo.

O período médio de tratamento na dentição mista é de 18,7 meses, na ausência de má oclusão noutros planos - 13,4 meses, e em combinação com má oclusão noutros planos - 21,5 meses.

Os resultados da determinação da duração média do tratamento para doentes com oclusão distal podem variar dependendo de vários factores, incluindo a gravidade da oclusão, a idade do doente e a abordagem de tratamento escolhida. Em geral, o tratamento para a oclusão distal pode levar de vários meses a alguns anos. O tratamento ortodôntico para a oclusão distal envolve normalmente a utilização de aparelhos ou alinhadores para deslocar gradualmente os dentes para as suas posições corretas. A duração do tratamento pode ser influenciada pela complexidade do caso e pela resposta individual dos dentes do paciente ao tratamento.

É importante notar que cada paciente é único e a duração do tratamento pode ser diferente. O ortodontista avaliará as necessidades específicas do paciente e desenvolverá um plano de tratamento personalizado que inclui uma duração estimada.

As consultas regulares de acompanhamento com o ortodontista são cruciais durante o tratamento para monitorizar o progresso e fazer quaisquer ajustes necessários. O cumprimento da utilização dos aparelhos e das instruções de higiene oral também desempenha um papel importante na obtenção de resultados óptimos do tratamento dentro da duração prevista.

Em geral, a determinação da duração média do tratamento para pacientes com oclusão distal requer uma avaliação abrangente de factores individuais, e é melhor discutida com um ortodontista que possa fornecer informações personalizadas com base no caso específico.

4.1.3. Análise dos resultados dos casos de tratamento ortodôntico concluído.

Em 6 pacientes com oclusão distal que completaram o tratamento ortodôntico, foi alcançada uma relação dentária normal e a estética do sorriso. Em 4 (66,7%) pacientes, como resultado do tratamento, foi formada uma oclusão neutra; em 2 (33,3%) pacientes, foi alcançada uma relação neutra entre os caninos e os molares, mas foi preservado um leve gap sagital (até 2mm). Durante o tratamento, os maus hábitos (como morder o lábio inferior, chupar dedos e objectos) foram eliminados, e a respiração e a deglutição corretas foram normalizadas.

Para determinar a duração média do tratamento de pacientes com oclusão distal, pode ser efectuada uma análise dos casos ortodônticos concluídos. Esta análise envolveria a revisão dos registos de tratamento de pacientes que foram submetidos a tratamento ortodôntico para a oclusão distal e o cálculo da duração do seu tratamento.

Factores como a gravidade da oclusão, a idade do doente e a abordagem de tratamento escolhida seriam tidos em conta na análise dos dados. A duração do tratamento para cada caso seria registada, e depois a duração média poderia ser calculada somando todas as durações e dividindo pelo número de casos. Esta análise forneceria informações valiosas sobre a duração típica do tratamento de doentes com oclusão distal. Também ajudaria a identificar quaisquer tendências ou padrões na duração do tratamento com base em diferentes factores, como a gravidade da oclusão ou a idade do doente.

No entanto, é importante notar que esta análise apenas forneceria uma duração média e pode não representar exatamente a duração do tratamento para cada doente individual. Cada caso é único e pode haver variações significativas na duração do tratamento com base em factores individuais e nas respostas ao tratamento.

Assim, embora uma análise de casos ortodônticos concluídos possa fornecer informações úteis, continua a ser importante consultar um ortodontista para obter informações personalizadas e desenvolver um plano de tratamento adaptado às necessidades específicas de cada paciente.

4.2. Desenvolvimento de normas para o tratamento e a prevenção da anbmalia de classe 2 em crianças com dentição mista, tendo em conta a etiopatogénese da doença.

A prevenção da ocorrência de más oclusões deve ser efectuada desde uma idade precoce até à formação de uma dentição permanente. Devido ao facto de muitos factores influenciarem a formação da oclusão, é necessário tê-los em conta para uma abordagem integrada mais completa da prevenção da oclusão distal em diferentes períodos etários.

Durante o período de mudança de dentes, medidas para prevenir e eliminar maus hábitos, respiração bucal e tipo infantil [deglutição].

Durante a mudança do grupo de dentes frontais, as crianças podem desenvolver o hábito de ter a língua saliente; é necessário controlar o momento da sua ocorrência e eliminá-la prontamente utilizando dispositivos preventivos e terapêuticos com uma barreira para a língua, por exemplo, uma placa com anéis de Rudolf.

Se a quantidade de alimentos sólidos na dieta for insuficiente, não há desgaste natural dos dentes de leite, a sua substituição fisiológica é atrasada e a erupção dos dentes permanentes é retardada. Em caso de abrasão insuficiente, é possível utilizar a trituração selectiva de grupos individuais de dentes.

Em caso de macrodentia individual ou para inibir o crescimento do maxilar superior, utiliza-se a remoção seriada sequencial segundo Hotz para prevenir a oclusão distal: extração dos caninos primários quando o espaço para os incisivos laterais é insuficiente, remoção dos primeiros molares temporários quando se aproximam os rudimentos dos primeiros pré-molares permanentes, após a erupção dos segundos pré-molares permanentes, removem-se os primeiros pré-molares permanentes para os substituir por caninos permanentes. Este método é terapêutico, mas classificamo-lo como preventivo do ponto de vista de evitar a progressão da oclusão distal e a sua transição para a forma gnática.

Para desenvolver normas para o tratamento e prevenção da má oclusão de classe 2 em crianças com dentição mista, deve ser adoptada uma abordagem abrangente que considere a etiopatogénese da doença.

Em primeiro lugar, deve ser estabelecido um conhecimento profundo das causas e dos factores que contribuem para a má oclusão de classe 2. Isto pode envolver o estudo do crescimento e desenvolvimento do complexo craniofacial, bem como dos factores genéticos e ambientais que podem influenciar o desenvolvimento da má oclusão.

Uma vez compreendida a etiopatogénese, podem ser desenvolvidas estratégias de tratamento e prevenção. Estas podem envolver uma combinação de intervenções ortodônticas, como aparelhos ortodônticos ou funcionais, bem como abordagens não ortodônticas, como a terapia miofuncional ou a correção de hábitos. As normas de tratamento e prevenção devem ter em conta as necessidades e caraterísticas específicas das crianças com dentição mista. Isto inclui considerações como a fase de desenvolvimento dentário, a maturidade esquelética e o potencial de crescimento. Devem ser recomendadas intervenções adequadas à idade para garantir resultados óptimos.

Além disso, as normas também devem considerar as variações individuais nas apresentações da má oclusão de classe 2. Podem existir diferentes graus de gravidade, discrepâncias esqueléticas e anomalias dentárias associadas à má oclusão de classe 2. Os planos de tratamento devem ser adaptados para abordar estas caraterísticas específicas de cada doente.

A monitorização e o acompanhamento regulares também devem ser incluídos nas normas para avaliar o progresso do tratamento e fazer os ajustes necessários. Isto pode ajudar a garantir que os objectivos do tratamento são alcançados e a manter a estabilidade a longo prazo.

Em resumo, o desenvolvimento de normas para o tratamento e prevenção da má oclusão de classe 2 em crianças com dentição mista requer uma compreensão abrangente da etiopatogénese da doença. Os planos de tratamento adaptados, as intervenções adequadas à idade e a monitorização regular são componentes essenciais destas normas para alcançar os melhores resultados para os pacientes.

4.2.1. Tácticas de tratamento para pacientes com oclusão distal em dentição mista.

Durante o período de dentição mista, o tratamento mais eficaz da forma gástrica da oclusão distal é possível sem a utilização de métodos cirúrgicos complexos e gordurosos, bem como o tratamento sem a remoção de dentes no maxilar superior. É ótimo tratar a forma gnática da mordida de aço em várias fases.

Fase 1. Limitar o crescimento do maxilar superior, estimular o crescimento e movimentar o maxilar inferior para obter a relação correta entre os tamanhos dos maxilares através de dispositivos funcionais (myofunctional trainer, LM -

activator, Frenkel function regulator 1.2 types), guia funcional (Twin block) e ação combinada (Andresen-Goipl activator, open Klammt activator)

Etapa 2. Normalização da posição de cada dente com dispositivos mecânicos e de ação combinada numa mordida mista ou com uma técnica de ação mecânica fixa (aparelho de Schwartz). Os mais eficazes na dentição mista são os dispositivos de ação combinada que actuam simultaneamente sobre os componentes gnáticos e dentoalveolares da oclusão distal

Fase 3. Período de conservação.

O período de retenção na dentição mista é efectuado apenas com a ajuda de dispositivos de retenção amovíveis (placa de base para os maxilares superior e inferior com grampos de retenção) para não limitar o crescimento normal dos maxilares.

Ao tratar pacientes com oclusão distal na dentição mista, podem ser consideradas várias tácticas de tratamento:

1. Intervenção precoce: É geralmente recomendado iniciar o tratamento da oclusão distal na dentição mista o mais cedo possível. Isto permite um melhor controlo do crescimento e do desenvolvimento, e pode ajudar a prevenir um maior agravamento da má oclusão.

2. Aparelhos funcionais: Os aparelhos funcionais, como o Twin Block ou o Herbst, podem ser utilizados para corrigir a oclusão distal, estimulando o crescimento mandibular e reposicionando a mandíbula para a frente. Estes aparelhos são normalmente usados a tempo inteiro e podem ajudar a melhorar a relação entre os maxilares superior e inferior.

3. Aparelhos ortodônticos: Os aparelhos ortodônticos podem ser utilizados para alinhar os dentes e melhorar a mordida em doentes com oclusão distal. Em alguns casos, pode ser necessário extrair dentes permanentes para criar espaço para um

alinhamento correto. A utilização de aparelhos ortodônticos pode ajudar a obter uma oclusão estável e funcional.

4. Terapia miofuncional: A terapia miofuncional envolve exercícios e técnicas para melhorar a função muscular oral e corrigir hábitos orais incorrectos que possam contribuir para a oclusão distal. Esta terapia pode ser utilizada em conjunto com outros tratamentos ortodônticos para melhorar os resultados globais.

5. Monitorização do crescimento e do desenvolvimento: A monitorização regular do crescimento e desenvolvimento é crucial no tratamento de pacientes com oclusão distal em dentição mista. Isto permite ajustes atempados nos planos de tratamento e assegura que são implementadas as intervenções mais adequadas em cada fase do desenvolvimento dentário.

6. Retenção: Após a conclusão do tratamento ativo, é necessária uma contenção para manter os resultados alcançados. As contenções, tais como as removíveis ou fixas, devem ser usadas conforme prescrito pelo ortodontista para evitar recaídas e manter a estabilidade a longo prazo.

É importante notar que as tácticas de tratamento podem variar dependendo da gravidade da oclusão distal, das discrepâncias esqueléticas e das caraterísticas individuais do paciente. Por conseguinte, deve ser desenvolvida uma avaliação exaustiva e um plano de tratamento personalizado para cada doente, de modo a obter os melhores resultados possíveis.

Conclusão.

O objetivo deste trabalho foi melhorar o diagnóstico e o tratamento da oclusão distal em crianças durante o período de plantão. Durante a sua realização, foram analisadas 20 histórias clínicas de pacientes que procuraram atendimento odontológico ortodôntico no TGSI.

Assim, a análise dos dados obtidos entre as crianças e adolescentes examinados revelou que uma proporção significativa de crianças (45%) tem uma patologia do sistema dentário sob a forma de oclusão distal sem anomalias noutros planos. A má oclusão distal tem consequências a longo prazo para o crescimento e o desenvolvimento dentário. Este facto justifica amplamente a necessidade de tratamento precoce para normalizar a oclusão e criar condições para o desenvolvimento normal dos maxilares. Para o sucesso do tratamento e estabilidade, é necessário um diagnóstico exato. Na nossa opinião, se houver complicações numa criança com oclusão distal, é importante detalhar as perturbações existentes na área maxilofacial. A realização de métodos de investigação adicionais permite, em primeiro lugar, planear corretamente o tratamento, poupar tempo e dinheiro nos casos em que não são necessários.

Em particular, é necessário informar as mulheres grávidas e os pais sobre as regras de alimentação, a utilização de chupetas e as medidas preventivas básicas para evitar o desenvolvimento da patologia da oclusão distal. A informação deve ser fornecida nas clínicas pré-natais, nas consultas com o pediatra e com o odontopediatra. É importante focar a maior eficácia do tratamento antes do final do período de crescimento da criança.

2. A formação em técnicas de limpeza higiénica dos dentes, o tratamento atempado das cáries dos dentes primários, as próteses preventivas durante a remoção precoce, bem como o selamento de fissuras, são as medidas mais simples para evitar a ocorrência de más oclusões resultantes da perda prematura de dentes primários e permanentes.

3. Devido à estreita relação entre as más oclusões e as patologias de outros órgãos e sistemas, antes de iniciar o tratamento é necessário determinar cuidadosamente a história de vida, efetuar um exame exaustivo e consultar médicos de especialidades afins (otorrinolaringologista, ortopedista), se necessário.

4. Uma abordagem individualizada do paciente e a tomada em consideração das caraterísticas etárias, psicológicas e sociais aquando da elaboração de um plano de tratamento permitem obter resultados máximos.

5. Ao escolher um dispositivo ortodôntico para crianças, se forem igualmente eficazes, deve ser dada preferência a um desenho mais simples que ocupe menos espaço na boca da criança para facilitar a adaptação e aumentar o conforto da criança durante o tratamento.

6. O tratamento deve ser abrangente e consistente. No tratamento de formas combinadas e gnáticas de oclusão distal, é necessária uma abordagem integrada.

BIBLIOGRAFIA

1. Patterson BD, Foley PF, Ueno H, Mason SA, Schneider PP, Kim KB. Correção da má oclusão de Classe II com Invisalign: É possível? *Am J Orthod Dentofacial Orthop.* 2021;159(1):e41-e48. doi:10.1016/j.ajodo.2020.08.016
2. George AM, Felicita AS, Milling Tania SD, Priyadharsini JV. Revisão sistemática sobre os factores genéticos associados à má oclusão esquelética de Classe II. *Indian J Dent Res.* 2021;32(3):399-406. doi:10.4103/ijdr.IJDR_59_20
3. Thatcher G. Diagnóstico e tratamento da má oclusão de Classe II. *Can Vet J.* 2019;60(7):791-795.
4. Campbell C, Millett D, Kelly N, Cooke M, Cronin M. Aparelho Frankel 2 versus aparelho Twin Block Modificado para a Fase 1 do tratamento da má oclusão de Classe II divisão 1 em crianças e adolescentes: *Um ensaio clínico randomizado. Angle Orthod.* 2020;90(2):202-208. doi:10.2319/042419-290.1
5. Aliaga-Del Castillo A, Soldevilla L, Valerio MV, et al. Tratamento da má oclusão de Classe II com um distalizador de força dupla personalizado. *Am J Orthod Dentofacial Orthop.* 2021;160(5):743-756. doi:10.1016/j.ajodo.2020.06.037
6. Lyu L, Zhao Z, Tang Q, Zhao J, Huang H. Má oclusão esquelética de classe II causada por respiração bucal em um paciente pediátrico submetido a tratamento por orientação interceptativa de oclusão. *J Int Med Res.* 2021;49(6):3000605211021037. doi:10.1177/03000605211021037.
7. Kallunki J, Bondemark L, Paulsson L. Tratamento precoce com o ativador do aparelho extrabucal da má oclusão de Classe II com sobressaliência excessiva: um ensaio aleatório controlado. *Eur J Orthod.* 2021;43(6):639-647. doi:10.1093/ejo/cjaa073
8. Areepong D, Kim KB, Oliver DR, Ueno H. O aparelho Carriere Motion Classe II. *Angle Orthod.* 2020;90(4):491-499. doi:10.2319/080919-523.1

9. Ding L, Chen R, Liu J, Wang Y, Chang Q, Ren L. O efeito do avanço mandibular funcional para pacientes adolescentes com má oclusão esquelética de classe II na ATM: uma revisão sistemática e meta-análise. *BMC Saúde Oral.* 2022;22(1):51. Publicado em 3 de março de 2022. doi:10.1186/s12903-022-02075-8
10. Xie J, Huang C, Yin K, Park J, Xu Y. Efeitos do tratamento ortodôntico com aparelho ativador em pacientes com má oclusão esquelética de Classe II: uma revisão sistemática e meta-análise. *Ann Palliat Med.* 2021;10(12):12319-12334. doi:10.21037/apm-21-3205
11. Abdelhady NA, Tawfik MA, Hammad SM. Distalização dos molares superiores no tratamento de pacientes com má oclusão de classe II em crescimento: Ensaio clínico não controlado. *Int Orthod.* 2020;18(1):96-104. doi:10.1016/j.ortho.2019.11.003
12. Moro A, Mattos CFP, Borges SW, Flores-Mir C, Topolski F. Estabilidade das correções de Classe II com aparelhos funcionais fixos e removíveis: Uma revisão de literatura. *J World Fed Orthod.* 2020;9(2):56-67. doi:10.1016/j.ejwf.2020.04.003
13. Janson G, Niederberger ALG, Janson G, Valerio MV, Caldas W, Valarelli FP. Estabilidade do tratamento da má oclusão de Classe II com elásticos de Classe II. *Am J Orthod Dentofacial Orthop.* 2023;163(5):609-617. doi:10.1016/j.ajodo.2021.10.017
14. Austro-Martinez MD, Nicolas-Silvente AI, Velasco-Ortega E, Jimenez-Guerra A, Alarcon JA. Estabilidade do tratamento da má oclusão de Classe II com o reposicionador Austro seguido de aparelhos fixos em pacientes braquifaciais. *Int J Environ Res Public Health.* 2021;18(18):9793. Publicado em 17 de setembro de 2021. doi:10.3390/ijerph18189793
15. Lancia M, Ciantelli TL, Bellini-Pereira S, et al. Estabilidade a longo prazo do tratamento da má oclusão de Classe II com o cantilever bite jumper. *Am J Orthod Dentofacial Orthop.* 2022;162(5):695-703. doi:10.1016/j.ajodo.2021.06.025

16. Zhang X, Yi J, Li Y. Efeitos da nutrição e das hormonas no resultado do tratamento com aparelhos funcionais em pacientes com má oclusão esquelética de Classe II. *J World Fed Orthod.* 2020;9(1):9-12. doi:10.1016/j.ejwf.2020.01.004
17. Huang Y, Sun W, Xiong X, Zhang Z, Liu J, Wang J. Efeitos dos aparelhos funcionais fixos com dispositivos de ancoragem temporária na má oclusão de Classe II: Uma revisão sistemática e meta-análise-. *J World Fed Orthod.* 2021;10(2):59-69. doi:10.1016/j.ejwf.2021.02.001
18. Jain S, Bunkar AK, Kuriakose M. Aparelhos de elevação da mordida oclusal colados para a má oclusão de Classe II. *Am J Orthod Dentofacial Orthop.* 2021;159(4):408-409. doi:10.1016/j.ajodo.2020.11.026
19. Booij JW, Fontana M, Serafin M, Fastuca R, Kuijpers-Jagtman AM, Caprioglio A. Resultado do tratamento da má oclusão de classe II incluindo extração dos primeiros molares superiores: uma comparação cefalométrica entre tipos faciais normodivergentes e hiperdivergentes. *PeerJ.* 2022;10:e14537. Publicado em 12 de dezembro de 2022. doi:10.7717/peerj.14537
20. Aliaga-Del Castillo A, Silva AOD, Maranhão OBV, et al. Reabsorção radicular no tratamento da má oclusão de Classe II com e sem extrações de pré-molares superiores. *Am J Orthod Dentofacial Orthop.* 2023;163(3):389-397. doi:10.1016/j.ajodo.2021.12.024
21. Pacha MM, Fleming PS, Johal A. Complicações, impactos e taxas de sucesso de diferentes abordagens para o tratamento da má oclusão de Classe II em adolescentes: Uma revisão sistemática e meta-análise. *Am J Orthod Dentofacial Orthop.* 2020;158(4):477-494.e7. doi:10.1016/j.ajodo.2020.03.021
22. Dianiskova S, Rongo R, Buono R, Franchi L, Michelotti A, D'Antò V. Tratamento da má oclusão de Classe II ligeira em pacientes em crescimento com alinhadores transparentes versus terapia fixa com múltiplos brackets: Um estudo retrospetivo. *Orthod Craniofac Res.* 2022;25(1):96-102. doi:10.1111/ocr.12500

23. Alsaggaf DH, Afify AR, Zawawi KH, Alsulaimani FF. Factores que influenciam o plano de tratamento ortodôntico na má oclusão de Classe II. *Am J Orthod Dentofacial Orthop.* 2022;161(6):829-837.e1. doi:10.1016/j.ajodo.2021.01.034
24. Koniarova Z, Husarova R, Stefkova M, et al. Melhoria da estética dos lábios no perfil facial após o tratamento da má oclusão de classe II, divisão 2. *Bratisl Lek Listy.* 2022;123(3):185-190. doi:10.4149/BLL_2022_030
25. Kochar GD, Londhe SM, Shivpuri A, Chopra SS, Mitra R, Verma M. Tratamento da má oclusão de classe II esquelética utilizando aparelhos funcionais fixos suportados por ancoragem esquelética bimaxilar: Uma nova técnica. Tratamento da má oclusão esquelética de classe II com aparelhos funcionais fixos suportados por ancoragem esquelética bimaxilar: Um novo método. *J Orofac Orthop.* 2021;82(1):42-53. doi:10.1007/s00056-020-00239-1
26. Moro A, Morais ND, Bueno MR, Almeida Stresser KC, Deliberador TM, Janson G. Tratamento da má oclusão de Classe II com um aparelho lingual personalizado combinado com um corretor de Classe II. *Am J Orthod Dentofacial Orthop.* 2022;161(3):457-470. doi:10.1016/j.ajodo.2020.11.041
27. Vilanova L, Henriques JFC, Patel MP, et al. Mudanças no tratamento da má oclusão de Classe II com os aparelhos Jones jig, Distal jet e First Class. *J Appl Oral Sci.* 2020;28:e20190364. doi:10.1590/1678-7757-2019-0364
28. Cheng L, Jiang Y, Man S, Wang Y, Yang Y, Zhou M. Análise cefalométrica de raio X dos efeitos da má oclusão de classe II e III de Angle na largura das vias aéreas superiores e na posição do hioide entre pais e filhos da nacionalidade Uygur [retraído em: Comput Math Methods Med. 2023 Sep 27;2023:9862174]. *Comput Math Methods* Med. 2022;2022:2531419. Publicado em 2022 Jul 19. doi:10.1155/2022/2531419
29. Janson G, F Almeida J, Valerio MV, Velásquez G, Aliaga-Del Castillo A, Gamba Garib D. Alterações na posição do terceiro molar após o tratamento

da má oclusão de subdivisão de Classe II com extracções assimétricas. *Orthod Craniofac Res*. 2022;25(2):226-233. doi:10.1111/ocr.12530

30. Keim RG. Correção da Classe II, Divisão I. *J Clin Orthod*. 2020;54(10):580.
31. Prakash VS, Choudhury S, Sharma A, Chaudhary S. Tratamento da má oclusão de Classe II divisão I com apinhamento severo, proclinação com terapia de aparelhos funcionais fixos sem queixas e mecânica sem fricção. *J Indian Soc Pedod Prev Dent*. 2021;39(4):442-446. doi:10.4103/jisppd.jisppd_253_21
32. Popova NV, Arsenina OI, Glukhova NV, Popova AV, Gavrilova MV, Khvorostenko EA. Algoritm lecheniya patsientov s nizhnei retrognatiei, otkazavshikhsya ot kostno-rekonstruktivnoi operatsii [Algoritmo para o tratamento de pacientes com má oclusão de classe II que rejeitam a cirurgia ortognática]. *Stomatologiia (Mosk)*. 2021;100(2):64-72. doi:10.17116/stomat202110002164
33. Booij JW, Kuijpers-Jagtman AM, Bronkhorst EM, et al. Tratamento da má oclusão de Classe II Divisão 1 com extração dos primeiros molares superiores: Avaliação do tratamento e das alterações pós-tratamento pelo Índice PAR. *Orthod Craniofac Res*. 2021;24(1):102-110. doi:10.1111/ocr.12412
34. Nakamura M, Kawanabe N, Adachi R, Yamashiro T, Kamioka H. Tratamento ortodôntico não cirúrgico de um paciente adulto hipodivergente com mordida em tesoura posterior bilateral e overjet excessivo. *Angle Orthod*. 2019;89(2):333-349. doi:10.2319/111617-791.1
35. Brito FC, Brunetto DP, Nojima MCG. Estudo tridimensional da via aérea superior em diferentes padrões de má oclusão de Classe II esquelética. *Angle Orthod*. 2019;89(1):93-101. doi:10.2319/112117-806.1
36. Backer S, Nirayath KJ. Terapia de modulação do crescimento na má oclusão esquelética de classe II. *BMJ Case* Rep. 2023;16(6):e249784. Publicado em 2023 Jun 5. doi:10.1136/bcr-2022-249784

37. Singh T, Sharma M, Goyal M, Kumar M. Perguntas sobre os factores que influenciam o plano de tratamento na má oclusão de Classe II. *Am J Orthod Dentofacial Orthop.* 2022;162(4):440-441. doi:10.1016/j.ajodo.2022.06.020
38. El-Bokle D, Abbas NH. Um novo método para o tratamento da má oclusão de Classe II. *Am J Orthod Dentofacial Orthop.* 2020;158(4):599-611. doi:10.1016/j.ajodo.2019.05.025
39. Tentolouri E, Antonarakis GS, Georgiakaki I, Kiliaridis S. Espessura do músculo masseter e caraterísticas cefalométricas verticais em crianças com má oclusão de Classe II. *Clin Exp Dent Res.* 2022;8(3):729-736. doi:10.1002/cre2.528
40. Stefanovic NL, Uhac M, Brumini M, Zigante M, Perkovic V, Spalj S. Predictors of patient compliance during Class II division 1 malocclusion functional orthodontic treatment. *Angle Orthod.* 2021;91(4):502-508. doi:10.2319/090820-780.1
41. Caruso S, Nota A, Caruso S, et al. Avanço mandibular com alinhadores transparentes no tratamento da Classe II esquelética. Um estudo retrospetivo controlado. *Eur J Paediatr Dent.* 2021;22(1):26-30. doi:10.23804/ejpd.2021.22.01.05
42. Mishra D, Natarajan M, Urala AS. Alterações do perfil labial em pacientes com má oclusão de Classe II Divisão 1 de padrões de crescimento variados tratados com extracções de pré-molares superiores: Um estudo piloto. *Am J Orthod Dentofacial Orthop.* 2020;158(5):684-693. doi:10.1016/j.ajodo.2019.09.024
43. Cha S, Zhang C, Zhao Q. Tratamento da má oclusão de Classe II com movimentação dentária através do seio maxilar. *Am J Orthod Dentofacial Orthop.* 2020;157(1):105-116. doi:10.1016/j.ajodo.2018.08.027
44. Fontes FPH, Bellini-Pereira SA, Aliaga-Del-Castillo A, et al. Comparação das alterações dentoesqueléticas e dos tecidos moles com o aparelho extrabucal cervical e o Jones Jig seguidos de aparelhos fixos em pacientes

com má oclusão de Classe II: Um estudo retrospetivo. *Int Orthod.* 2020;18(3):424-435. doi:10.1016/j.ortho.2020.03.001

45. Bates WR, Cevidanes LS, Larson BE, Adams D, De Oliveira Ruellas AC. Avaliação tridimensional por tecnologia de feixe cónico computorizado das alterações esqueléticas e dentárias em pacientes em crescimento com má oclusão de Classe II tratados com o aparelho extrator cervical face-bow. *Am J Orthod Dentofacial Orthop.* 2022;162(4):491-501. doi:10.1016/j.ajodo.2021.05.011
46. Tahmasbi S, Seifi M, Soleymani AA, Mohamadian F, Alam M. Estudo comparativo das alterações nas dimensões das vias aéreas após o tratamento de pacientes com má oclusão de Classe II com os aparelhos twin-block e Seifi. *Dent Med Probl.* 2023;60(2):247-254. doi:10.17219/dmp/142292
47. Colet R, Cotrin P, Oliveira RC, et al. Recessão gengival nos dentes anteriores da mandíbula em pacientes com má oclusão de Classe II tratados com elásticos e aparelho Twin Force. *Am J Orthod Dentofacial Orthop.* 2022;162(4):529-537. doi:10.1016/j.ajodo.2021.05.015
48. Thereza-Bussolaro C, Oh HS, Lagravère M, Flores-Mir C. Alterações dimensionais da faringe no tratamento da má oclusão de Classe II com o uso de Forsus® ou elásticos intermaxilares - Um estudo exploratório. *Int Orthod.* 2019;17(4):667-677. doi:10.1016/j.ortho.2019.08.023
49. Alhammadi MS, Qasem AAA, Yamani AMS, et al. Efeitos esqueléticos e dentoalveolares do tratamento da má oclusão de classe II utilizando ancoragem esquelética bi-maxilar: uma revisão sistemática. *BMC Oral Health.* 2022;22(1):339. Publicado em 10 de agosto de 2022. doi:10.1186/s12903-022-02363-3
50. Karthickeyan SS. Morfologia dento-esquelética na má oclusão de Classe I e Classe II com sobremordida aumentada. *Am J Orthod Dentofacial Orthop.* 2019;156(6):710-711. doi:10.1016/j.ajodo.2019.09.003
51. Antelo OM, Meira TM, García H, Elías B, Tanaka OM. Tratamento de extração da má oclusão de Classe II, Divisão 2 e sobremordida profunda

usando alinhadores e dispositivos de ancoragem temporária. *J Clin Orthod.* 2021;55(1):59-68.

52. Al-Jewair T, Kurtzner K, Giangreco T, Warunek S, Lagravère-Vich M. Efeitos da terapia com alinhadores transparentes para a má oclusão de Classe II na morfologia das vias aéreas superiores e na sonolência diurna em adultos: Uma série de casos. *Int Orthod.* 2020;18(1):154-164. doi:10.1016/j.ortho.2019.12.002
53. Anraki CC, Campos CBA, Sant'Anna GQ, et al. Alterações dentoesqueléticas e de tecidos moles do tratamento da má oclusão de Classe II com aparelhos de primeira classe modificados: um ensaio clínico prospetivo. *Eur J Orthod.* 2023;45(2):150-156. doi:10.1093/ejo/cjac065
54. Stappert D, Bakhsh A, Wiese L. Má oclusão de Classe II e canino ectópico tratados com o aparelho Pendulum e DATs num paciente com elevado potencial de recidiva de Ehlers-Danlos: Um relato de caso. *J World Fed Orthod.* 2020;9(1):25-31. doi:10.1016/j.ejwf.2020.01.003
55. Taffarel IA, Gasparello GG, Mota-Júnior SL, et al. Distalização dos molares superiores com alinhadores Invisalign em pacientes não extraídos com má oclusão de Classe II. *Am J Orthod Dentofacial Orthop.* 2022;162(4):e176-e182. doi:10.1016/j.ajodo.2022.07.007
56. Balraj K, Shetty V, Hegde A. Associação de distúrbios do sono e caraterísticas craniofaciais em crianças com má oclusão de classe II: Um estudo avaliativo. *Indian J Dent Res.* 2021;32(3):280-287. doi:10.4103/ijdr.IJDR_226_19
57. Zreaqat M, Hassan R, Samsudin R, Stas Y, Hanoun A. Análise tridimensional das vias aéreas superiores em crianças com má oclusão de Classe II e apneia obstrutiva do sono. *J World Fed Orthod.* 2022;11(5):156-163. doi:10.1016/j.ejwf.2022.08.001
58. González Espinosa D, Santos M, Mendes SMDA, Normando D. Aparelho de propulsão mandibular para adultos com má oclusão de Classe II: uma revisão sistemática e meta-análise. *Eur J Orthod.* 2020;42(2):163-173. doi:10.1093/ejo/cjz089

59. Rédua RB. Diferentes abordagens para o tratamento da má oclusão de Classe II esquelética durante o crescimento: Bionator versus aparelho extrabucal. *Dental Press J Orthod.* 2020;25(2):69-85. doi:10.1590/2177-6709.25.2.069-085.bbo
60. Rédua RB. Diferentes abordagens para o tratamento da má oclusão de Classe II esquelética durante o crescimento: Bionator versus aparelho extrabucal. *Dental Press J Orthod.* 2020;25(2):69-85. doi:10.1590/2177-6709.25.2.069-085.bbo
61. Antonarakis GS, Ameur S, Giannopoulou C, Kiliaridis S. Perceção da dor em crianças com má oclusão de Classe II tratadas com aparelhos extrabucais cervicais: um ensaio aleatório controlado. *Eur J Orthod.* 2021;43(2):222-228. doi:10.1093/ejo/cjaa048
62. Staderini E, Patini R, Meuli S, Camodeca A, Guglielmi F, Gallenzi P. Indicação de alinhadores transparentes no tratamento precoce da mordida cruzada anterior: uma série de casos. *Dental Press J Orthod.* 2020;25(4):33-43. doi:10.1590/2177-6709.25.4.033-043.oar
63. Torgersbråten N, Stenvik A, Espeland L. Cirurgia bimaxilar para correção da má oclusão de classe II de ângulo elevado: a genioplastia simultânea afecta a estabilidade a longo prazo? *Eur J Orthod.* 2020;42(4):426-433. doi:10.1093/ejo/cjz055
64. Tentolouri E, Antonarakis GS, Georgiakaki I, Kiliaridis S. Espessura do músculo masseter e resultados do tratamento em crianças com má oclusão de Classe II divisão 1. *Eur J Paediatr Dent.* 2021;22(4):298-302. doi:10.23804/ejpd.2021.22.04.7
65. Bastiani C, Bellini-Pereira SA, Aliaga-Del Castillo A, Chiqueto K, Castanha Henriques JF, Janson G. Efeitos dos aparelhos Twin-block e de reposicionamento anterior mandibular na correção da má oclusão de Classe II. *Am J Orthod Dentofacial Orthop.* 2023;163(2):181-190. doi:10.1016/j.ajodo.2021.09.021
66. Gazzani F, Franchi L, Lione R, Cozza P, Pavoni C. Avaliação dos tecidos moles da terapia funcional em pacientes em crescimento com má oclusão

de Classe II: um estudo a longo prazo. *Eur J Orthod.* 2022;44(1):37-42. doi:10.1093/ejo/cjab008

67. Nath M, Ahmed J, Ongole R, Denny C, Shenoy N. Análise de CBCT do volume das vias aéreas faríngeas e comparação do volume das vias aéreas entre pacientes com má oclusão esquelética de Classe I, Classe II e Classe III: Um estudo retrospetivo. *Cranio.* 2021;39(5):379-390. doi:10.1080/08869634.2019.1652993

68. Abdulghani EA, Al-Sosowa AA, Cao B. Tratamento da má oclusão da Classe II, Divisão 2, associada a uma sobremordida anterior profunda: Um relato de caso de camuflagem ortodôntica. *J Contemp Dent Pract.* 2022;23(8):845-852. Publicado em 1 de agosto de 2022. doi:10.5005/jp-journals-10024-3379

CONTEÚDO:

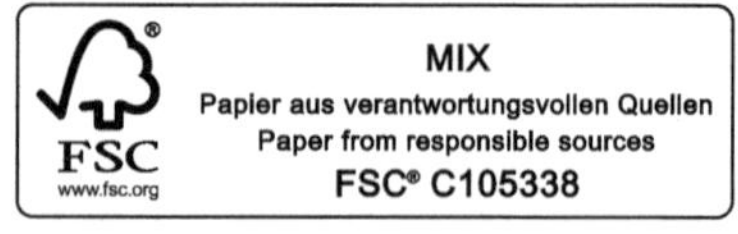

Printed by Books on Demand GmbH, Norderstedt / Germany